"博学而笃志，切问而近思"
《论语》

"正其谊不谋其利，明其道不计其功"
《春秋繁露》

复旦大学上海医学院人文医学核心课程系列教材

总主编　桂永浩

医学哲学

尹　洁　著

复旦大学出版社

复旦大学上海医学院人文医学核心课程系列教材

本书编委会

著　者　尹　洁

复旦大学上海医学院人文医学核心课程系列教材

编写委员会名单

总主编　桂永浩

编　委　（按姓氏笔画排列）

　　　　王国豫　尹　洁　左　伋　伍　蓉　孙向晨

　　　　严　非　汪　玲　陈世耀　季建林　查锡良

　　　　姚　军　钱睿哲　徐丛剑　高　晞　董　健

总秘书　刘　雯　梁　进

F 总序
Foreword

2019 年是新中国成立 70 周年，新中国的卫生健康事业和医学教育事业也走过了 70 年的光辉历程，即将开启新的历史起点。 在这新的发展时期，医学教育也应有新的内容和要求：站在适应中国特色卫生健康事业发展的高度，以更开阔的视野，紧紧围绕世界一流大学建设目标，培养满足"新时代"需要的卓越医学人才。

习近平总书记在全国高校思想政治工作会议上强调，要把思想政治工作贯穿教育教学的全过程。 理想信念教育和价值观引领是培养有社会责任感的优秀医学人才的核心任务，而医学本身是一门充满了人文精神的科学。 为此，复旦大学上海医学院以立德树人为根本，将人文医学教育和思想政治教育有机融合，发挥课程思政的育人功能，合力打造体现"全复旦、全进程、大医学"为特色的人文医学核心课程群，围绕健康中国国家战略，融合学校优质学科资源，贯穿整个医学教育全程，医教协同培养不仅会看病而且守初心、铸信念、重责任、强人文、有大爱的卓越医学人才。 然而目前我校人文医学课程建设中教材建设相对落后，缺乏系统性，对全面提升人文医学的教育水平形成了一定的制约。 因此，上海医学院决定进一步发挥复旦综合性大学的学科优势，编写一套人文医学核心课程系列教材，确保医学和人文内容的融合，并推动人文医学课程和临床医疗实践的结合,形成特色鲜明的"课程建设、实践基地、理论教材"三位一体的复旦上医人文医学教育新体系。

本套教材以"新时代"人才培养的教学需求为目标，利用复旦大学优质思政、人文、社科的学科资源，临床医学和基础医学的厚实专业基础，将人文思政教育与医学专业教育充分的融合编撰而成。 包括《医学导论》《医学与历史》《医学伦理学》《医事法学》《医学心理学》《医学哲学》《医学人类学》《医患沟通临床实践》《医学社会学》等。 内容涉及医学起源与发展史、传统医学与现代医学交互；介绍医学在实践中的政治、社会与文化属性，医学人类学在医学发展中的作用；医学生的职业素养和医患沟通的正确模式与技巧；心理评估与心理治疗的基本技能，以及运用心身关联理念诊治疾病的能力；医学进步所带来伦理道德与法律问题；医学哲学的思维融入实践问题以及如何用于分析和解决实践问题的能力培养。

本套书由从事基础医学、临床医学、公共卫生、生物学、历史学、法学、哲学、社会学等学科的研究和教学的专家参与编写，旨在充分体现人文医学精神和职业素养融合的培养目标，使之成为一套系统的、适合医学生及住院医师学习的完整的人文医学教材。但初次编写这样一套教材，难免有很多不足，希望同道和学习者在阅读后提出宝贵意见，以便日后进一步完善。

桂永浩

P 前言
reface

什么是医学哲学

长久以来，我想写一本书告诉大家，医学哲学是怎样的重要，又是那么的具有可及性（accessibility）。作为一个曾在医学院受过训练的专业哲学研究者，很多年来我都挣扎于诸多与健康相关问题的思考之中。这些问题并不全是医学或更为广义的科学问题，但多多少少都有着科学的指向。我希望，你能和我一样，从这些最为基本的科学问题开始，学着带入哲学的思维和方法，最终获得另外一种更为丰富的体验。需要提醒的是，并不见得这里讨论的所有问题都带有确定的答案，但即便没有，本书也会尝试告诉你为什么没有，以及你究竟应该怎么去继续找寻这些答案。

在西方经典的医学哲学教科书中，通常为了澄清概念，会先告诉读者"医学中的哲学""医学和哲学"，再道出医学哲学的定义（definition）。正如马库姆（Marcum，2008）在《医学哲学导论》中写到的，最开始人们质疑所谓医学哲学的存在价值，认为存在一些医学问题也存在一些哲学问题，但这些问题并不重叠，至少不像在生物化学里生物与化学的这种组合方式。当然他也承认也许会有一些医学哲学问题，但这些并不需要专门做一个医学哲学的分支，完全可以把涉及精神的、脑的、心智的问题丢给心灵哲学家，而将其他丢给科学哲学家，真正剩下给所谓专门"医学哲学家"——如果有的话——可做的事情几乎没有。

不得不承认，这种质疑相当切中要害。这意味着一个人如果要捍卫医学哲学的领土权，就必须站出来划定自己的区域并为这一计划或行动做出"正当化证明"（justification）。同时作为资深医师和美国生命医学伦理学奠基人的佩莱格里诺医师（Dr. Pellegrino）认为，如果认为只有单独的医学问题可以丢给哲学家解释，这就好像是在说医学本身并没有贡献似的。佩莱格里诺眼里的医学并不是一堆医学知识的堆砌，因而不是用简单的科学模式即可说明的东西，认为医学哲学不存在，实际上这等于否认医学和哲学的交互作用。

西方哲学史上，英语世界国家热衷于经验主义，在过去的 20 世纪，职业哲学家的主要讨论热点也都集中在认识论和心灵哲学等领域。 构成科学知识的命题是如何可以被证成的（justified）？ 心灵的本质属性是物理性质还是精神性质？ 这些问题本身虽早在现代哲学出现之时就开始讨论，但直到 20 世纪英美分析哲学的出现才使得这些问题有了更多的回答。 由于生物科学、物理学、认知心理学和神经生物学等的进展，传统的哲学问题越来越多地与自然科学、社会科学相结合，这既使得哲学研究的话题范围扩展，使得职业哲学家能更多地受益于与科学的相互探讨中，也使得科学从业人员获得不同的研究视角。 交叉学科的诞生与蓬勃发展本身即需要构成交叉学科的分支学科自身基础的扎实和牢靠，在此意义上来说，哲学和医学都是最为古老的学科分支，无论是西方世界的苏格拉底还是希波克拉底，或是东方世界的孔子和孙思邈，都是足以奠定学科基础的伟大人物。

在佩莱格里诺看来，虽然医学是包含了科学、艺术和人文学科的洞察力、知识、技巧和技术的学科，但医学能达到这些其中任何一个单个学科都无法企及的目标，这个目标就是治愈患者；而医学哲学则与医学本身处于这样的关系中——医学哲学研究的恰恰是"医学现象的概念基底"。 这似乎是一句哲学家的行话，"现象"与"概念基底"的关系有没有让你联想到"现象"与"本质"？ 如果是，那么你离理解这句话的含义就很近了。

是否真的存在着一个东西叫医学哲学呢？ 20 世纪八九十年代，这个问题一直处于争论当中，但一个东西是否存在到底是怎么判断的呢？ 试想一下，如果我们在讨论恐龙是否真的存在，那么我们需要知道恐龙到底是什么样子，这意味着我们要么知晓恐龙的定义，要么知晓判断一个东西是不是恐龙的标准（criteria）。 因此我们需要在探讨医学哲学是否存在之前给它下个定义。 开普兰（A. Caplan）认为医学哲学就是医学的认识论、形而上学和方法论的维度，是关于其治疗和实验的，是关于诊断、治疗和姑息治疗的。 按照这个定义，开普兰认为医学哲学不能独立存在，它最多只是科学哲学的一个分支罢了。

开普兰道出了很多专业哲学家的意见。 确实有相当多的科学哲学家具有解决医学哲学问题的潜力，如果你受过专业的科学哲学训练或至少上过科学哲学的导论课程，你会发现一般性的科学哲学里讨论的问题与这本《医学哲学》中所教导的问题多多少少有着重叠，诸如医学知识和命题的证成（justification）、医学诊断的因果关系基础等都类似于经典科学哲学问题在特定医学领域的延展。 诸如哲学和数学这样的学科之所以具有独立性，是因为它们有特定的"道统"，即有着共享的一系列经典作品、话题、方法和工具，任何一个新入行的人都懂得要诉诸这些经典的材料才能算得上入门。 不懂微积分的人很难声称自己是学数学的，不懂认识论的人也很难声称自己是哲学专业研究者。 有一个例外却是伦理学，按照开普兰本来的定义，实际上伦理学（研究我们应当如何行事的哲学分支）似乎被排除在医学哲学的范围之外了，但开普兰的说法是伦理学一定要是规范性的，即必须关于"应当"而不是关于"是"，但哲学倒不必是规范性的。

　　因此，医学哲学是否需要包含伦理学的部分即规范性的部分在内，取决于如何定义医学哲学。 在本书，我们姑且预设一个较为广义的医学哲学定义，即将医学伦理学的部分当作医学哲学的一个重要部分来看待。 值得注意的是，国际学界对于医学哲学是否应当包含生命医学伦理学也有着较大的争议，专门从事医学认识论和形而上学的哲学家多半认为医学哲学不应当包含生命医学伦理学，其理由是，尽管两者会无可避免地涉及一个领域，但是它们各自关心的内容和旨趣都不一样。 医学哲学更为关注概念自身的澄清和界定，而生命医学伦理学则更为关注其对于实践的指导，这也决定了评价两者的标准有所不同。 但持有不同意见的人则认为，将医学伦理学单独划开来像是一种人为的割裂，毕竟医学是一门学科，不管是医学认识论和形而上学还是医学伦理学，最终都要落到医学自身的目的上来。

　　先撇开这些争议，希望读者能在本书的阅读过程中体认到，医学伦理学虽然侧重于应用问题的解决而不是分析本身，但它并不能脱离医学认识论和医学形而上学。 简言之，在做出规范性判断的过程中，需要用到基本的概念区分，而这些概念区分则基于形而上学和认识论层面的澄清，有人会将这种区分称作在"事实"和"价值"之间的区分。 但眼前这本书的主题既然是医学哲学，就不可避免地要从作为其核心的医学本体论和医学认识论开启。

参考文献

［1］Broadbent A. Philosophy of medicine［M］. New York：Oxford University Press，2019.

［2］Caplan AL. Does the philosophy of medicine exist?［J］. Theor Med，1992，13（1）：67－77.

［3］ Marcum JA. An introductory philosophy of medicine：humanizing modern medicine ［M］. New York：Springer，2008.

［4］ Pellegrino ED. Philosophy of medicine：towards a definition ［J］. J Med Philos，1986,11(1)：9-16.

［5］ Putnam H. The collapse of the fact/value dichotomy and other essays ［M］. Cambridge，MA：Harvard University Press，2004.

C目录
Contents

第三篇　医学哲学与实践问题

第一篇

医学形而上学

提起"形而上学"，读者可能会不明就里。即便哲学家给出了多种多样的定义，如何思考这一问题却是基本的。换句话说，即使你知晓了"形而上学"的基本含义，并不意味着你真正理解了这个概念（或者说，并不意味着这个概念对于你而言似乎是说得通的）。为了使得一个概念说得通，可以尝试先从概念的分解和理解开始，即从理解概念的组分（component）开始，像我们最初做英语试题那样分析句子的结构，先尝试理解每个单独的部分，再连接起来。如果能找到我们经验中的具体事件或事务来例证，那就更好了。但请注意，并不是所有的形而上学概念都对应着你能在经验中找到的一个对应物，如果发生了这样的情况，请不要立刻丢弃概念。类似于纯粹数学中的概念，哲学概念并不都具有所谓"经验现实性"（empirical reality）。

第 一 章　形而上学的基本态度

　　我们可以简单地把所有关于"何物存在"的问题当作形而上学问题，但形而上学也包含了一个人对于世界本源的认识，这将"何物存在"这一问题推到了更为抽象的立场。试想如果在日常生活中我问你："何物存在?"你告诉我："山、水、树、木、花、鸟、虫、鱼……"如果我问的是常识性问题，这些答案都没错，但这不是形而上学意义上的回答。在古希腊哲学家亚里士多德那里，形而上学第一次出现，其英文 metaphysics 是 meta 和 physics（物理学）的组合，顾名思义是在物理学后面出现的东西。事实上在亚里士多德那里，物理学并不与我们所理解的普通物理学相似。在中学或大学物理学课本上出现的力学、电和磁等以数学公式表现出来的物理学，与古希腊时代的物理学并不具有类似的认知模式，也就是说，它们在认识世界上的感官层次和工具都不一样。对于这些古代哲学家而言，所谓形而上学与占星学、化学一样都是研究事物本质的，或者就如亚里士多德自己说的那样，形而上学研究的就是"存在本身""事物的第一因"或者"不变的事物"，但这些古老的定义在当今有些场合显得尴尬。其原因是，如果一位哲学家甚至都不承认存有一个事物的第一因，形而上学就不能这么定义，但这并不意味着这位哲学家没有形而上学立场，事实上他认为不存在事物第一因本身就是他的形而上学立场。同样地，如果一位哲学家认为不存在所谓不变的事物，那么传统的形而上学定义也不能适用。因此20 世纪也出现了将形而上学叫作"元哲学"的说法，当代形而上学探讨的话题也更为包罗万象：从古老的经典问题"上帝是否存在"到"时间的本质"再到"自我或心灵的属性"等。

　　本书不会讨论这些最为艰深的形而上学经典问题，但读者至少需要知道形而上学是研究事物的本质，也就是当我们形成对于世界中的具体事物的观点之时必定有一个潜在的关于事物本源的理解，对于这种理解或观感的分析和挖掘本身，就构成了形而上学的研究内容。换句话说，形而上学研究的是，究竟是什么构成了我们对于世界的基本态度。

第一节 | 一元论、二元论及其医学哲学蕴涵

一、本体论的承诺

一元论、二元论这些词乍看像一堆令人头疼的术语,这时候我们需要把术语放在具体的情境中理解。西方哲学史上一般认为现代哲学(modern philosophy)始于笛卡儿。笛卡儿认为最为重要的问题是讨论世界中最真实的存在是什么,这么想问题非常抽象,到底什么叫"最真实的存在"呢? 或者我们模仿来自雷蒙德·卡佛(Raymond Carver)作品《当我们谈论爱情时我们在谈论什么》(*What We Talk About When We Talk About Love*)中的时髦术语:当我们在谈论最真实的存在的时候我们究竟是在谈什么?

（一）什么是"最真实的存在"

什么是真实的存在? 这个问题乍一听很奇怪,可能你会不禁思考,我们看得见摸得着的不就是真实的存在吗? 在哲学导论里面,我们通常会问这样一个问题试图来开启你的思考。如果让你给以下三个事物的真实度排序,你会怎么排:A. 你坐的这把椅子;B. 你坐在这把椅子上的感觉;C. 构成这把椅子的分子。是 BAC,还是 ACB,又或者是 CAB?

这里不是想对以上问题给出唯一的答案,而是想要揭示,不同的答案意味着大家拥有多样的形而上学的假设(hypothesis)。如果你认为最为真实的是构成椅子的分子而不是椅子自身,那你极可能是个物理主义者。如果你认为最为真实的是感觉本身,那你极可能是哲学家称作的"观念论者"。我们通常可以从这些极为简单的问题的答案看出一个人的所谓"本体论的承诺"(ontological commitment)。在美国新实用主义者蒯因(W. V. O. Quine)那里,当你做出一种本体论的承诺的时候,你就是在道出所谓实体的本性,即在一种最为基本的意义上谈论事物。

小资料

本 体 论

本体论(ontology),正如从词源上所显示的,就是关于存在的研究,或者说,关于何物存在的研究。本体论者会问:究竟什么实体或者什么类型的实体存在? 除了具体的实体诸如狗、石头、质子之外,像集合或数字这样的抽象实体存在吗? 除了例示属性或普遍物的个别物之外,那些属性或者普遍物本身是否存在? 正是对于这些问题的不同回答将哲学家们区分开来。

元-本体论(meta-ontology)涉及的则是本体论自身的本质和方法论。本体论的承诺事实上属于元-本体论问题,而并非是本体论问题。元-本体论者会追问:根据一个既定的理论,究竟何种类型的实体存在? 即何种类型的实体在其本体论的承诺当中? 因此,一旦有人需要系统性地或在较为严格的意义上来攻击本体论问题,一个关于其理论的本体论承诺的标准就很必要,这正是因为通过接受那种本体论意义上承诺于某些实体的理论,我们才会在自身的本体论中接受这些实体本身。因此,本体论承诺的标准是本体论层面追问的前提。

(二) 物理主义与属性二元论

所谓一元论无非指的是认为构成世界的只有一种基本实体(注意这里对应的英文单词是 substance 而不是 entity)。与一元论相对的还有二元论、多元论等,二元论和多元论就是分别认为构成世界的是两种和多种基本实体。

现在略去哲学史上大段关于一元论与二元论的争论,转而追问为什么这样的基本哲学争论对于医学而言是有意义的。问题就在于生物医学模式的核心恰恰是物理主义,过去我们也叫作唯物主义。在传统的生物医学模式里,患者的本质仍是身体而不是心灵,修好了身体的部分心灵的部分才有可能治愈(注意这种思维方式类似于当代心灵哲学里的 supervenience,即随附性)。举例而言,属性二元论(property dualism)就认为并非存在着两种不同的实体——精神实体和物质实体,而是认为存在着同一种实体的两种属性,这与属于一元论的物理主义类似,认为尽管有两种属性,仍是以物理的属性为基本,即改变精神属性就必然需要改变物理属性,改变物理属性对于改变精神属性是一个必要条件。生物医学模式中蕴含的一元论往往与机械论的立场一道出现,即倾向于认为人体与机器一样是由各个零部件组成的,按照一定的规律运动,这意味着如果身体出现问题就相当于机器运转的某一环节产生了问题。这种看待人体的方式最为常见,但角度未免过于单一。人可以在某种程度上像机器,但人不只是机器。

二、哲学视角下的身心问题

(一) 身心问题的医学蕴涵

令哲学专业以外的读者惊异的是,一元论在当今的英美分析哲学界尤其是心灵哲学界是较为主流的形而上学观点,并且,特别地是一元论中的物理主义认为世界的基本粒子是物理性的。这意味着精神性的东西要么不存在,要么可以被还原成一个物理性的东西。相较而言,二元论似乎显得温和一些,尤其是对于强调医学人文维度的人而言,一元论的和机械论的生物医学模式显得太单调,且在这个模式中精神的或心灵的东西就没有了独立的位置,而变成与大脑等同的东西。在定义和描述疾病的时候,除了生物学的基础以外,患者自身对于疾病的体验、观感等也构成了非常重要的内容,这样社会性的、心理性的和文化性的因素就都能被纳入对于疾病和患者的考察中来。

身心问题是自笛卡儿以来最为经典的哲学问题之一,笛卡儿本人所持有的就是典型的二元论,即身体(body)和心灵(mind)就是两个截然不同的实体,且它们是仅有的实体,所有的存在物要么是物理性的实体,要么是精神性的实体。这种观点在哲学上也叫作笛卡儿式的二元论(Cartesian Dualism)。在医学上,医师对患者做出诊断的时候,既要考虑到患者的身体状态,也要考虑到患者的心理状态,这是因为在二元论的框架下,身心是可以互相影响的而不是像在一元论那里的单向作用。举例而言,患者 A 脚趾上的一个伤口是其疼痛的生物基础,在这种意义上物理影响心理。但患者 B 的幻肢痛就不适用于这个模式了,既然已经切除了患腿,使得疼痛存在的生物(物理)基础也不复存在,在这种意义上精神事件(mental states)是不以物理事件(physical states)为基础的。

(二) 人文医学模式下的二元论

人文医学模式采取的二元论相对于哲学二元论包容了更为多元的进路,经济、社会、文化、心理等都算在与生物(物理)层面相对的一元里。哲学中的实体二元论蕴含着交互论,即两个基本实体处于持续的互相影响之中。用二元论解释医学,这意味着患者不再作为具有疾病的身体的某种部分,而是一个整全的人,一个既由生物(物理)实体也由心灵(精神)实体构成的整体,因此这样的人具有相应的"存在论"意义的维度。换句话说,他(她)的生命现象得以呈现,而不仅仅是以一个生物体的一部分作为医护人员的实践对象。这同样意味着疾病本身也不仅仅是生物机体的"出错",而是一个整全的关于人这一有机体的变化。从某种意义上说,与西医学相比,中医学倒不受限于这种思维方式的限制,其哲学思想对于其特定的诊断标准而言也具有更为基础性的作用。

所谓物理主义就是所有东西都是物理的,且除此以外别无他物,这意味着人的心灵和精神属性在本质上不过是物理属性罢了,但这似乎不符合常识:那些活生生的精神事件和状态怎么能够被物理的东西解释清楚呢? 被心灵哲学家叫作感受性(qualia)的东西,其内容是如此的丰富以至于人们倾向于不相信这些质性经验可以等同于物理事件。事实上大部分物理主义者的论证尽管花哨且看上去逻辑严密,可能仍不能说服那些诉诸基本常识的人。后者会想:究竟为什么世界可以全是物理的呢? 物理主义者自然有其坚持,他们认为最终所有的生物学现象(包括心理和精神现象)能够被物理本身或者是物理性质的科学所解释。

施维坦克奥斯基(Switankowsky,2000)认为,在医学实践中贯彻二元论的优势有:①二元论立场使得医师能够将患者看作整体的人而不是身体部分的机械式组合;②生活经验本身不仅包含着物理的,也包含着心理的、社会的因素;③二元论使得疾病的定义本身就既包含客观的也包含主观的标准;④二元论使得医师不局限于所谓诸如实验室检查的客观证据,而能够将患者自身的叙事带入疾病的诊断与治疗中。当然,即便在实践的层面上采取了一种二元论的观点来作为医学实践的指导,你似乎也可以采取一种纯粹哲学上的一元论立场,只不过这会使你显得前后矛盾。

第二节 | 还原论和整体论

这里我们需要引入另外一组术语来加深对于问题的探讨。形而上学的基本任务,在不同人看来是不一样的。20世纪上半叶出现的哲学流派逻辑实证主义认为,形而上学的基本任务是促进科学的发展,但在柯林伍德那里,形而上学的任务在于"解开那些奠定自然科学基础的前设之结"(untangle the knot of presuppositions underpinning the natural sciences)。所谓前设,不是指经验性的假设,比如我假设今天要下雨,于是我的信念"必须带伞"产生了。在这里谈论的"前设"主要指的是一种构成或形塑我们关于世界(事物)认知的基本命题或态度。医学专业人员通常关于医学知识本身会持有比较多元化的前设,每个人所持的像是一幅拼贴画(patchwork)。

比方说,还原论可以构成形而上学前设之一种。如果我持有较强的还原主义立场,当然是关于某一特定问题的,那么我倾向于认为所有关于问题 A 的探讨都可以被还原为对于问题 B 的探讨。癌症是不是一种基因缺陷?有人给出肯定的答案,而有人则提出质疑,也就是说,前者认为所有癌症都可还原为基因缺陷,而后者不认为如此。

生物医学模式的主流形而上学前设就是还原论。物理主义可被看作一种还原论,因为它把所有事物都化归到同一个本原上去。但还原论本身也有三种分型:①理论性还原论:意味着将一种或多种理论还原为另一种更为基础或基本的理论;②本体性还原论:意味着将一种"高级"现象还原为低级、已知的现象;③方法性还原论:只是在研究方法上采取还原的进路,但并不必然将理论或现象还原。比方说,在研究人的精神状态时,可以在方法上通过研究行为反应来达到研究目的,采取这种立场并不是在承认人的精神状态无非就是行为反应而已,而只是一种方法处理上的权宜之计。

还原主义倾向于将疾病化归为基因或分子水平。自人类基因组计划之后,越来越多的人倾向于将疾病还原为基因或分子水平的问题,而倾向于整体主义的人则认为这样其实削减了表型(phenotype)层面患者对于疾病的感受或体验。但也有人认为事实上在所谓基因型疾病和基因作为危险因素的疾病之间很难区分。一些社会学家(如 Lippman,1991)也反对过度强调基因,认为这会造成所谓"过度基因化"(geneticization)。

也许,在诸如阿尔兹海默病、囊性纤维化病这些例子里,要将疾病完全化归为单一的基因问题是较为困难的。更明显的例子(Lloyd,2002)还包括一些精神疾病,文化认可(culturally sanctioned)的高水平社会组织对于人的健康而言具有因果性质的影响,这一影响使得我们不可能将医学研究简单地化归到分子水平上去。

虽然有着各种反对还原主义倾向的意见,还是有哲学家认为尽管所有的表型特征都是环境与基因之间相互作用的结果,但仍可以将某些特征归为"基因型的",只要能确定是基因差别造成了在一个既定人群中的特征变量即可。当然也有人基于比较强硬的形而上学立场,认为因果关系中的原因和仅仅是疾病发生的条件之间存在较为本质的区别。一种折中的办法是采取实用主义立场:如果仅仅是解释性的还原,那么就不能施以形而上学的理解,即使这样并不妨碍我们使用还原主义解释来处理问题,尤其是当这样处理更为高效的时候。

第三节 | 实在论与反实在论

一、实在论与反实在论

实在论(realism)与反实在论(antirealism)则是另外一对基本的形而上学概念。所谓实在不实在,主要指的是,是否有一些属性必依赖于心灵对其的感知,即是否是"心灵独立性的"(mind-independent)。实在论坚称必定有那么一部分对象,它们可以存在,并且独立于心灵对于它的感知。这个看似简单的定义极为重要,是后来很多哲学问题争论的焦点所在。在西方哲学史上有着较为长期的关于实在论与反实在论的争议,但我们可以暂且不去纠结这个问题。这可能是西方哲学史上最为持久的争论——从古希腊到中世纪再到现代哲学时期,争论一直都在。比方说,在柏拉图看来,我们在自己生活于其中的这个世界所看到的具体事物并不是最为真实的存在,而只是模仿和分有了真实理念世界中的"型"(或译为"相"),亚里士多德则认为我们这个世界的个别物就是最为真实的,并不需要到另外一个所谓完美的理念世界去寻求真实存在。中世纪经院哲学内部在个别物和普遍物之间的争论则延续了柏拉图和亚里士多德的这一经典区分,唯名论(nominalism)否认共相的客观实在性,认为个别的感性事物才是真实存在,共相只不过是依赖于心灵存在的名称而已;而实在论则认为共相作为精神实体先于事物,且独立于心灵对它的感知而存在。康德是一个先验观念论者,他认为我们先天的认知结构参与、塑造了我们所感知的这个世界;黑格尔则是一个绝对观念论者,他认为精神是一切知识和理解的来源。简而言之,实在论有着各种分型,但无论是哪种,其核心论点是存在着那样一些对象——它们能展现出不依赖于心灵的属性。

反实在论则要么否认这种对象的存在,要么否认这种对象并不是独立于心灵的,即认为所谓对象的存在必须依赖于心灵对其的感知。我们可以先了解具体的实在论和反实在论分型从而加深对于这一区分本身的理解,接着我们可以再探讨如此抽象地区分两者究竟对于医学有怎样的作用和意义。

（一）直接实在论

最为简单的是直接实在论(direct realism)，这种观点认为我们的认知与对象之间不需要任何中介，我们认识的就是实实在在的对象本身，因此关于世界的一切判断不依赖于我们的认知，而是取决于这些实实在在的对象。这种看似朴素的观点避免了一个哲学上的难题，即通常会认为如何证成我们的主观认知与客观事物的符合程度是较为困难的。在直接实在论的框架下，由于预设了我们能直接了解实在的事物本身，这个难题就消解了。但是新的问题又出现了：如何保证这个预设自身是真的呢？即如何确定我们能够"直接"认知事物本身呢？说不定所谓原始认知并不足以认知事物呢？相信认同这一点的人不在少数。

比直接实在论更为缓和的是表象理论，这一理论否认我们能够直接认知世界，但认为我们关于世界的认知能够从知觉(perception)中推导出来。即知觉是外在事物和认知者之间的一个中介，凭借这个中介认知者得以描述外在世界。在传统的哲学表述中，表象理论的问题可以用"知觉之幕"(veil of perception)来总结。知觉作为中介既有推知我们关于世界描述的功用，也有充当"幕"的作用，即知觉像一层幕阻断了认知者与真实世界的交往。

（二）科学实在论

更为与医学科学相关的，且可能容易被医学工作者所理解的，则是科学实在论(scientific realism)。同样是实在论，科学实在论的核心要义是承认那些独立于心灵对其的认知或感知而存在的事物，但它也同时强调科学能够描述这些独立实存的事物。科学实在论者认为我们在科学研究和讨论中所预设的这些实体，的确对应着世界中存在的事物。其反对者一般被称作反实在论者，他们认为在"可观察的"与"不可观察的"事物之间存在着一条鸿沟，这使得科学中那些预设的实体无法对应世界中存在的事物，即那些用来描述不可观察之物的实体词，并不能对应真实存在的东西，由此他们认为这些预设的实体依赖于心灵或认知，即"非实在"。

实在论者则认为在"可观察的"与"不可观察的"事物之间做出区分是人为的且模糊的，他们辩称尽管很多在科学研究过程中预设的实体最后被证明是错的，但这并不妨碍科学在朝着接近真理的方向前进。换句话说，只要预设的实体逐渐被感官经验所证实，那么无论在这一探索过程中遇到多少曲折，也不能否认科学实在论这一认为科学能够认知那些独立存在事物的观点。

反实在论也并非笼统地认为事物的所谓属性依赖于认知者的感知，虽然这是反实在论最为核心的论断。有一种反实在论认为科学并不能像科学实在论说的那样提供我们切入现实的窗口，而最多只是作为一种工具而起作用。这在某种程度上削弱了科学自身的地位，通过将科学看作工具，科学命题自身的真值变得没有意义，这一点与科学实在论的冲突较大。霍金写道："问一个物理理论是否与现实相符合是没有意义的，而是应该问究竟这个理论的预测能否与观察相一致。"这意味着霍金也将理论或法则看作工具性的，因此与科学实在论相比，这一想法不仅仅是对于实在的一种形而上学态度，更是一种对于科学的看法的改变。

（三）建构主义

建构主义属于反实在论,这种观点的核心认为没有独立于心灵对其认知而存在的实体属性,除此以外还认为实在论者所认同的那种在所谓实在与发现之间的因果关系也是不存在的。在他们看来,实在本身不是导致科学发现或科学知识的原因,这种通常被认为在科学发现和实在之间的因果关系是一种虚构;或者说实在其实是科学知识建构的结果。换言之,并不存在一个客观中立的所谓"实在",或者并不是这个"实在"促成了我们对其的科学描述和解释,而是我们的科学描述和解释是在某种程度上构建或形塑了这个"实在"。

二、实在论与反实在论区分的医学蕴涵

对于医学思考和实践而言,这些实在论与反实在论的区分和争论究竟具有怎样的意义呢？概括而言,医学专业人士中,实在论倾向较为明显,即认同诸如疾病和病原体自身的实在性。医学实在论可粗略被看作科学实在论的一种。但也有人认为这种类似于科学实在论的医学实在论并不能反映医学学科的人文特性,由此有所谓价值依赖型实在论（value-dependent realism）,这种观点类似于科学实在论和社会建构论的折中。所谓价值依赖型实在论既能够认同独立于认知而存在的外部实在,也能将实在理解为基于特定认知情境和能力整合出来的结果。由于有着不同的社会语境,认知能力与认知工具也是多变的,由此关于所谓医学实在的描述也很可能不止一种。偏向人文医学实践的学者通常会倾向于医学上的反实在论或者至少是一种弱意义上的实在论,对于他们而言,疾病或病原体过于实在化的倾向弱化了患者作为人的意义,而生物医学模式的缺陷恰恰在于过度强调疾病或病原体等的实在特性和因果关系等,忽视了诸多因素的相互作用和影响。我们在后一章节中会具体展开探讨这些问题。

参考文献

［1］拉·梅特里. 人是机器［M］. 顾寿观,译. 北京：商务印书馆,1959.

［2］Churchland PM. Matter and consciousness［M］. Cambridge, MA：The MIT Press, 1988.

［3］Lippman A. Prenatal genetic testing and screening：constructing needs and reinforcing inequities［J］. Am J Law Med, 1991,17(1-2)：15-50.

［4］Lloyd E. Reductionism in medicine：social aspects of health［C］// Van Regenmortel MHV, Hull DL. Promises and limits of reductionism in the biomedical sciences. New York：John Wiley & Sons, 2002：67-82.

［5］Meyers RG. Understanding empiricism［M］. New York：Routledge, 2006.

［6］Quine WV. Word and object ［M］. Cambridge，MA：The MIT Press，1960.

［7］Switankowsky I. Dualism and its importance for medicine ［J］. Theor Med Bioeth，2000,21(6)：567 - 580.

［8］Thagard P. The best explanation：criteria for theory choice ［J］. J Philos, 1978, 75(2)：76 - 92.

第 二 章　问题与应用

第一节 | 身体与人格

一、作为身体的患者

在第一章中曾经提到当代心灵哲学的经典问题——身心问题（mind-body problem），这一问题展现了生物医学模式中常见的对于患者的看法，即将患者主要看作由其身体构成的、类似于机器的生物体，由此带来的好处是易于将专业力量集中在对于患者身体的诊断和治疗上，但人文医学模式恰恰反对这样的医学世界观（medical world view），对于他们而言，不管是经由主体（subject）、人格人（person）还是自我（self）展现出来的患者，都从一种本质意义上被置于特殊的社会和文化语境之中，而这一点是医学必须加以考虑的。

（一）机械论视角下的患者

基于笛卡儿和牛顿时代的机械式自然观是长久以来我们将患者主要看作身体而不是（人格）人的理论雏形，现代技术的飞速发展促成了医学机械世界的加速形成，在这样的世界里，医学专业人士能够更为精准、有效地将罹患疾病的身体部分修补或替换，或（并）辅以化学药物的治疗。高度专业化的医学不仅使得医护人员对于患者的整体观感发生变化，也使得患者对于自身的感知发生变化。身体不仅变得碎片化、标准化、透明化，同时也更具有疏离感。当患者去寻求医师帮助时，他（她）将自己的身体交出，控制权也因此落入医务人员的手中，医务人员对于患者身体的理解与患者的其他部分割裂开来，也因此患者的道德和社会维度在医务人员对于患者的考察中缺失了。

无论是当今技术发展下更为基因化的身体还是更为赛博化的身体，都将作为一个整全人格人的患者消解了。尽管通过基因编辑和赛博化改造，患者的生物机体更为强大，更能抵御病毒等有害物质的侵袭，具有更为特异的功能，但在这样一种模式潜在的世界观里，人的核心成分仍是其生物性的身体，其心理性的、精神性的部分没有被考虑在内，其审美的、道德的、社会的部分也完全不见踪迹。

（二）作为生活世界中具化主体的患者

作为一个有机体的患者个体，往往会展现出超越部分属性之集合的特殊属性，这一特殊属性往往不是简单属性的集合，而是类似于一种"涌现"的属性（类似于心灵哲学中的"涌现主义"）。在以哲学家胡塞尔为代表的现象学家那里，科学与生活世界的割裂才是亟待处理的问题，在科学声称的冷静、客观的目光里，我们每天生活的"生活世界"（life world）是一个前科学的世界，在这个世界里，栖居与行动的人是具化主体（embodied subject）。胡塞尔认为科学的危机恰恰在于无法处理与人的本质和生存相关的议题。同样地，医者对于疾病世界的抽象、客观理解与患者主观疾病体验之间也存在着割裂。现象学的模型能够使得机械化的身体转化为整合的身体（integrated body），在整合的身体里，身体的部分能够形成一个统一的整体并构成新的认同（identity）。同样，现象学模型也能使得经验文本（empirical text）的身体转为活生生的身体。病史仅仅将患者呈现为一系列症状、检查结果的组合，但这些数据的组合并不能揭示所谓的疾病体验，只有将身体看作具化的情况下才能获得活生生的体验。

（三）人格人理论视角下的患者

不同的人可能具有相同的疾病，但不见得他们会拥有相同的疾病体验，认识到这一点对于医护人员至关重要。在卡塞尔看来，生理反应也是情感的一部分，而并非如同我们通常想象的那样认为情感导致了生理反应。卡塞尔（Cassell，1991）提出了一个关于人格人的理论，在他看来，疾病体验才是定义人格的关键。实际上，人们基于其不同的人格和性格特征，对所有东西的反应都不一样。卡塞尔认为一个人自身所处的社会与文化环境，其与自我、家人、朋友、社会等的关系构成了其内涵的重要部分。

科学家普遍认为科学是与价值无关的（value-free），但医学并不单纯是科学，换言之，缺失价值观的医学是不可能的。医务人员需要学习鉴别患者的价值观，这对于定义患者的人格极为重要。尽管价值观往往是主观的、个体化的，对于价值观的评估和判断倒不见得不能做到客观和理性。一个人的价值观往往在其日常的言行中能够看到端倪。除了价值观以外，个人审美也是构成人格的重要部分。正如卡塞尔所言，有一种关于（人格）人的知识，是只有在美学术语中才能体现的，也就是一个人其自身生命故事的"正确性"（correctness）。

（四）从"自我"概念出发看待患者

另外一种考察患者的角度是从"自我"概念出发，陶博（Tauber，1999）认为传统二元身心模型的问题在于在医疗实践中无法连结身心。在他看来，治愈疾病首先是一个伦理问题而不仅仅是一个科学问题，倘若只是科学问题，那么分离身心的做法可能会是更为高效的，但在如何看待患者的问题上，陶博认为应该整合自我的多个维度。自我在任何时候都不可能仅凭借自身来实现自身，"自我不是客观地或主观地被体验到，而是被反身性地体验到"（Marcum，2008）。自我与"他者"之间的关系也对于定义自我极为重要。

在陶博看来,自我不仅由他者定义,还由他(她)对于他者的责任而定义。继而陶博用这样的自我定义重新塑造了医学伦理和医患关系的模型,他的意图是在"自主"与"责任"之间找到一个平衡。在陶博看来,真正的问题是如何使得自我不仅仅表达个体权利而更多地表达一种负责任的自主性。这一点才是问题的关键,他认为出路在于基于理性自我的核心,建立起一种"关系性自主"。

二、理解患者的医学意义

综上所述,生物医学模式的主要问题在于割裂地理解了患者,这一点使得对于患者的全面照护变得不可能,即牺牲了医疗照护的质量。在我国,照护质量危机(quality-of-care crisis)更加严峻,我国是一个医疗资源紧张的国家,人均医疗投入相对较低,医护人员和患者的比例低于发达国家,虽然我们在诊断和治疗上取得了巨大进步甚至有很多领域的研究已经站在了国际前沿,但在重视患者体验这一点上我们的投入和关注非常不足。对于医师而言,能够从理论和观念上理解作为一个整体的患者及其特殊的患病体验是一个开始;对于患者而言,其日常意义被寓于这一特殊的患病体验中,被医师理解其痛苦体验(suffering)并得到医师的帮助,对于构建良好的医患关系具有重要意义。

第二节 | 疾病与健康

另一对在医学本体论中看似基本一致但却有无数潜在争议的概念便是"疾病"与"健康",医学工作者可能会认为这一点无需解释或者凭借基本的常识就可以理解。但事实上,对于这一对概念的理解恰恰决定了医学实践模式的态度。如果将疾病看作机械式身体部分功能的丧失,那么相对应的就会将健康看作没有功能性的问题。这一图示决定了医学实践中仅仅看重功能的重建和恢复,而未将其他与人的生存有关的因素和维度考虑进去。

一、自然主义与规范主义

在看待疾病和健康上,人们通常倾向于要么认为疾病不是一种人为的划分,与价值无关,要么认为并不存在所谓固定的疾病定义,疾病本来就是由人定义出来的,与特定的社会和文化环境有关。前者以自然主义(naturalism)为代表,后者则是规范主义(normativism)。

最为经典的例子莫过于一种被称作"漫游狂症"(drapetomania)的疾病,它的定义是"奴隶试图从主人那里逃跑的疾病"。当然今天我们都可以付之一笑,但在奴隶解放运动之前,主流社会既然认同这样一种社会秩序,就确实认为这是一种"疾病"。我们今天会认为这是既得利益者为了保持自己的既得利益而做出的扭曲、牵强的定义,换句话说:"欲加之罪,何患无词。"这个例子生动地揭示了疾病可以是一种社会建构物(social construct)。换个例子来思考:肥胖是一种疾病吗?这个问题并不如想象中那么简单。很多读者认为这仅仅是一个科学问题,但事实上关于"什么是疾病"(what is disease)的问题,科学并不见得能够回答。科学也许能够告诉你肥胖的起因、预防措施和治疗手段等,但它却无法"定义"(define)什么是疾病(本身)。注意,我们不是在说不能定义什么是肥胖,人们当然可以用一种特定的标准来描述"肥胖",比方说身体质量指数(body mass index,BMI)等。

（一）精神疾病:是价值负载的还是中立的

有关疾病之定义的争论始于一些关于精神疾病的诊断,在有些人看来,将某些症状定义为一种精神疾病是一种变相的社会控制方式。比如刚才提到的"漫游狂症"定义出这样的疾病对于当前社会的读者而言是很可笑的,但不可否认的是这提示了一种可能性,即所谓的疾病是价值负载的(value-laden),而不是一个标准绝对明晰、绝对客观的界定。疾病到底是价值相关的还是价值无关的,这是一个医学哲学上的经典争论。自然主义者(naturalists)认为疾病是一个经验性的概念,是价值中立的(价值无关的)。对于自然主义者而言,疾病就是生物机体的功能紊乱。自然主义的好处是至少它能给出疾病的基本分类,这样当我们在讨论疾病的社会和文化蕴涵时,已然有了一个基本框架。相较于规范主义而言,自然主义更能说明医学尤其是精神医学的合法性,因为它预设这些科学本身所言说的疾病是实实在在的"在世界之中"的。但对于自然主义的主要批评则认为自然主义显然忽略了一个重要维度,即谈论疾病对于我们而言是极为重要的原因究竟何在。由于人们谈论疾病终究寓于其社会性的乃至道德性的兴趣,自然主义的进路就显得不够充分。

（二）自然主义的回应

作为回应,自然主义者则认为这一缺陷可以弥补,只需在自然主义的默认描述外再加上道德条件就可以。同时,自然主义者也认为,并非关于所有疾病我们都有着某种谈论它的社会性或道德性的动机,只有那些在道德上是功能不良的(dysfunctional)或有害的才需要加上道德条件的考察。但这么做的问题是,既然已经定义了什么是功能不良,再加上一个所谓"有害的"标签,似乎还是没能解释究竟为什么疾病是一个自然类(a natural kind),即无法与自然主义的基本立场保持一致。

自 然 主 义

自然主义是一个较难给予统一定义的概念,尽管当代大部分哲学家都不会完全否认自然主义，但他们各自的理解有所不同。一般而言，自然主义者认为只有自然的法则和力量在宇宙当中起作用，即没有所谓超自然的东西，并且，科学的方法应该被用来研究所有的现实领域，这其中也包括那些精神性的东西。尽管自然主义一般倾向于认为超自然的现实并不存在，但只要它能够通过自然的东西起作用并能被探知，那么也能许可这种意义上的超自然现实。

（三）自然主义：博思的生物统计理论

博思（Boorse，1977）提出了一个著名的、沿用至今的生物统计模型，他将健康定义为正常功能，而所谓正常功能指的是在一个参照组中对于生存和繁殖而言具有典型统计学贡献的那些功能。而疾病，简单定义的话，就是对于正常功能的偏离（deviation）。由于参照组相当多元化，不同的参照组通常具有不同的特征，这意味着所谓正常功能在不同参照组也是不同的。因此，比方说，盆骨的正常功能标准在成年男性和育龄女性那里就不大一样。为了生存和繁殖的需要，育龄女性的盆骨除了能够支撑直立行走以外，其结构还需要符合产出婴儿的标准。当然这里可能存在另一个问题，即如果育龄女性中有些不愿意生孩子，那么用这样的标准来判断所谓正常功能继而定义健康合适吗？这恐怕取决于我们关于"健康"的定义本身是否仅仅是在一种生物学层面上，还是兼具有社会性的暗示。

（四）规范主义进路

针对博思这一论述，批评者认为所谓生物统计理论（biostatistical theory，BST）实际上并不像博思自己认为的那样价值中立，其选择"生存和繁殖"作为目标本身就带有一种价值取向。也有人认为在选取参照组时也带有价值取向，因为选取参照组似乎是任意的，比方说，为什么不能选一个聋人构成的参照组呢？桑德尔（Sandel，2007）在《反对完美：科技与人性的正义之战》（*The Case Against Perfection：Ethics in the Age of Genetic Engineering*）开篇的真实案例中就提出，聋人夫妇刻意选择生养一个聋儿，这一事件引发了大范围的争论，反对者居多，但支持者提出事实上认为聋本身是残疾的看法已经预设了某种参照组选择上的价值取向，而这种预设并不是理所当然的。自然主义者坚信"疾病是什么"这一问题是实实在在能在世界中找到的真实的范畴或分类，而不是某种历史性的、任意的选择使然。除此以外，还有学者从较为专业的角度质疑博思基于生物统计而对疾病和健康做出的分界，诸如质疑究竟何种统计学分布才使得偏离正常的构成了所谓"疾病"。还有学者质疑博思的论述可能无法处理环境变异的情况，在有害的环境里如果完全按照统计学分布来定义健康，可能会将很多疾病当作正常结果而接受下来（Kingma，2010；Nordernfelt，1993），这是因为在有害环境里有可能绝大多数人都已经患上某种或数种疾病,但是一旦仅仅按照统计学分布来定义疾病便很可能出现没有多少人落入这一境况下所定义出来的"疾病"范围的情况。

注意规范主义的核心理念是,疾病与健康首先是或者本质上是一种评估性的概念。即疾病本身是人类中心主义的,并不对应所谓世界中的自然类。规范主义比起自然主义,其实更难描述,因为持有规范主义的人只是给了他们彼此之间较为一致的、一般性的描述,即他们都认为疾病和健康的概念本身是与价值相关的。但问题在于,"价值"这个词本身也是很模糊的,我们有非常多元的关于价值的判断。

但规范主义的好处是它至少揭示了我们关心疾病的深层次理由,这一点在自然主义那里是难以体现的。简而言之,规范主义的基本想法是,疾病对于人类而言之所以重要,是因为它是"坏的",这一"坏的"便体现了价值判断。退一步来说,自然主义者其实可以先承认规范主义,即也认同在我们对于疾病和健康的理解中的确带有价值判断的成分,但是,这似乎也不妨碍自然主义的论断同时存在,疾病的概念仍然还是可以对应世界中存在的一个自然类。

(五) 规范主义面临的挑战

规范主义面临的另外一个更为需要认真对待的指责是,过于与社会相关联似乎可以任意去正当化那些特定社会认可的所谓"疾病",这就使得对于疾病或健康的价值赋予过于随意了。举例而言,维多利亚时代女性的性高潮被认为是一种疾病,缠足在中国古代被认为是健康的,当代大部分社会关于这两个例子都会得出与当时相反的结论。这一反对意见指出,如果我们过于强调在定义健康或疾病概念时的社会或文化因素,那么以上这些例子似乎都可以被正当化,一旦如此,那么这种所谓价值负载就显得太随意。

与之类似的反对意见还有如下例子。比方说有人认为植物或动物也会患上疾病,但如果我们要用规范主义的视角来解释,似乎也需要将价值赋予植物或动物疾病,这就显得牵强了。另外,基于规范主义目前能够提供的描述来看,似乎它难以区分真正的疾病和其他类型的不幸,疾病带给人们不幸,但并不是所有的不幸都是疾病。这个反驳对于规范主义也构成了相当大的威胁。我们之所以关心所谓"疾病的定义是什么"这样相对形而上学的问题,恰恰是为了在不同种类的不幸当中做出可以称得上是"道德的"区分。一个最为直观的例子莫过于区分一个人到底是精神有问题还只是天生或后天的"邪恶",这个区分在法律实践上有至关重要的影响,因为当精神上的问题被定义为疾病的时候,我们就不能在一种道德的意义上苛责这个嫌疑人,这意味着对其惩罚也未必合理。又或者是当我们发现有些人不是真的有人格问题,而是由于某种对于当事人而言是不可抗因素导致的疾病使然,这种情况下我们对这些人的态度也会发生变化,不再会苛责对方。

规范主义相对难以细化,因为其中的大部分是以与博思辩论的姿态出现的。克劳泽等(Clouser,et al,1981)将疾病定义为一种在很大程度上增加伤害或恶的状况(condition)。怀特贝克(Whitebeck,1978)则将疾病定义为一种人们希望能够阻止或避免的状况,这种状况阻止了人们日常所希望和期待能够做的事情。但这些以反对博思关于疾病的生物统计定义出现的规范主义思路大多没能从正面建立起一个更为合理的关于健康和疾病的定义。在关于疾病和健康的定义上，值得一提的还有诺顿费特（Nordenfelt，1987），他将疾病定义为一种二阶能力缺陷（second-order inabilities）。所谓二阶，一般我们将其理解为与一阶相对的范畴，二阶是实现一阶的条件，二阶缺陷使得一阶能力难以实现。比方说我不会说法语，这是一种一阶无能或能力缺陷，但我拥有可以实现这一能力的更为基础的能力，即二阶能力，即尽管我不会说法语但我拥有学习法语的能力。再比方说，如果我少了一条腿，那么我不能跳高（一阶），则少一条腿就是一种二阶缺陷，它使得一阶能力的实现变得不可能。从这两个例子来看，似乎诺顿费特的理论可以作为定义来解释不少我们通常认为是疾病的东西，但是有人认为这一定义也有打偏的可能性，这取决于怎么看待哪些才是合适的一阶能力。比方说某人强烈地认同这样一个观念，即必须把自己整容成某种特定审美类型，非此便不能达到心理上的完满状态（一阶），这时我们如果套用二阶能力的定义将未能长成某特定审美类型当作疾病（二阶缺陷），就显得牵强了。由此看来，诺顿费特的定义可能还需要将范围再精细化，或者至少要加上一些额外的限制条件来修正。

（六）新亚里士多德主义定义法

同样显得哲学色彩浓重但似乎定义过于宽泛的还有新亚里士多德主义定义法。根据古希腊亚里士多德传统，健康应该包含身体与心灵两方面的繁荣（flourishing）。可以将这一论述当作规范主义式定义，因为所谓健康在这里的定义是依据对于什么是"好生活"的理解促成的。但这样说有些简单化处理了新亚里士多德主义的主张，新亚里士多德主义实际上本身包含一个较为特殊的生物学理论，这一独特的观点恰恰认为在生物学功能和价值之间是没有所谓界限或区分的。对于持有目的论（teleology）立场的新亚里士多德主义来说，树的生物学功能和它的价值是一致的。注意这是一种相当古典的思路，在当今社会，我们能很轻易地将树的生物学功能以及与树有关的价值判断区分开来，且对于当代社会中人类的常识而言这也是较为合理的想法。新亚里士多德主义也需要面对规范主义面临的老问题，即在这样目的论的定义下，究竟如何区分疾病与不幸。由于将健康定义为身心的繁荣，疾病则作为其反面，即身心繁荣的缺失，但不幸的情况下，也会有与疾病类似的结果。尤其是在区分精神疾病和天生或后天邪恶这一点上，新亚里士多德主义定义法显得无用。

二、争论的终点何在

综上所述，在自然主义与规范主义的对峙中，有人看到了融合的可能性，即为什么不能采用一种综合以上路数的关于健康与疾病的定义呢？为什么非得要么是生物学描述，要么是社会价值决定的呢？关于事实与价值的二元对立与可能融合，在伦理学的另外一个分支元伦理学中讨论得更多，有人试图就价值给予一个自然主义式的定义，也有人论证有些看上去是事实的东西仔细分析下来其实是价值。这一争论在哲学史上由来已久，虽然大部分时候哲学家认为我们需要在事实与价值之间划出清晰的界限，他们也多多少少承认这一界限往往并不像想象中那么清晰。

|第三节| 脑死亡的定义与标准

脑死亡在当代的生命医学中已不再停留于理念阶段。过去我们认为呼吸和血液循环系统的终止是死亡的判断标准，但当代科学技术的发展使得这一定义不得不进一步修正。在大型医院的重症监护室中有着在心肺复苏之后大量使用的呼吸机，这些呼吸机代替患者的自主呼吸，一旦机器被撤下，患者无法恢复自主呼吸状态，才会真正进入我们传统意义上的死亡状态。在接入呼吸机的情况下，我们通常会说患者只是"脑死亡"。但脑死亡是真的死亡吗？

一、脑死亡与日常意义上的死亡有何不同

对于患者家属而言，要接受被判定脑死亡的患者为真的死亡颇为困难，毕竟其心跳、脉搏还在，只是不能说话、无法交流。这种情况下大部分家属倾向于将这种状态理解为昏迷。在医学上，为什么脑死亡的情况与昏迷具有本质上的不同？因为昏迷患者有醒来的可能性，但脑死亡的患者不会，这意味着在判定脑死亡之后的治疗和照顾都只是在拖延死亡的时间而已。尽管如此，很多家属仍不愿接受这一判定，他们认为只要患者还在呼吸机上，他（她）就没有离开。当然从哲学的意义上而言，有人会论证既然这个患者的思维、记忆、自我认同和社会互动都已不复存在，仅凭呼吸、脉搏的存在并不能证明这个人还在。从情感上说，患者家属不能接受脑死亡是真的死亡也是合乎情理的。

在非常罕见的情况下，会有一些额外的考虑，使得延长脑死亡患者的死亡时间是必要的。比方说，当一个怀孕的母亲仍承担着孕育孩子使命的时候。母亲的脑死亡并不意味着胎儿的生命结束，在当代医学技术下完全可以使用呼吸机保持母亲的呼吸和血液循环，使得胎儿能够长到足月从而得以顺利娩出母体。

二、脑死亡的定义与标准

按照通常的定义，所谓死亡是作为整体的生物机体其整合的不可逆转的损失（the irreversible loss of the integration of the organism as a whole）。简单而言，我们通常把不可逆的过程才定义为死亡，倘若患者能随时或至少有可能随时从昏迷从苏醒或恢复意识，就不能给患者宣布死亡，这一点使得当今在临床上宣布死亡的时间节点显得特别重

要。对于家属而言,这一医学判定等于在宣判之后的所有处理措施都已经不能再逆转这一事实了。

值得注意的是,所谓"不可逆"的标准,从哲学的角度上来看并非像字面上那样的含义清晰。持有全脑神经学标准的人倾向于认为人的大脑是生物机体之整合的最为重要的器官,因此如果患者脑死亡了,那么就已经等同于死亡了,哪怕其呼吸、循环系统仍在运转。这取决于如何理解所谓"作为整体的生物机体之整合",如果认为机体整体不仅仅是生物学功能的联合运作,而包括以一种可持续的方式与他人和社会互动,那么大脑功能或意识的不可逆转的丧失就必须意味着真正的死亡。

死亡的三种主流定义

(1) 意识和认知功能的丧失(the loss of consciousness and cognition)。

(2) 重要体液流动和呼吸的停止(the cessation of circulation of blood and respiration)。

(3) 作为整体的生物有机体丧失功能(the loss of functioning of the organism as a whole)。

(一) 什么是不可逆转

利兹(Lizza,2018)认为对于那些试图以"作为整体的有机体之整合的不可逆转的失去"来定义死亡的人而言,这里面关于究竟什么是所谓生物机体被"作为整体的"整合不甚清晰。对于不同的生物种类而言,可能什么是其作为生物机体被"作为整体的"整合都具有完全不同的内涵。这不是一个单纯的生物学命题,需要将兴趣、价值等因素统统考虑进去。对于人类而言,这一点更具有比较复杂的且意见不一的回答。进而,即便身体能够在某种程度上形成一个整合了的有机整体,仍不清楚的是,一副能运作的身体和一个人是不是一回事。

在利兹看来,可以将死亡的定义修正为"人体或人不可逆转的身心整合的丧失"。在这样的定义下,无论是意识的丧失还是其他精神性功能的丧失都可以作为判断死亡的标准。简单而言,如果一个人经受脑部创伤从而无法恢复意识或者精神性质的功能,那么这个人的生命也就结束了。这一点使得脑死亡等同于死亡。

但我们是如何做出这一关于死亡的定义和判断标准的呢? 是仅仅源自生物学的考虑吗? 也不是,卡拉翰(Callahan,1988)说,任何一种生物学数据,无论其细节多好或其科学研究多细致,其自身并不带有任何自明的诠释。对于生命的开始而言,一个纯然科学的解释似乎也是不可能的,在卡拉翰看来,科学本身就是一种人类构造,这使得利兹认为这种观点也可以用在生命的终结上。之前我们提到的将死亡当作"整体的生物机体之整合的不可逆转",但这个定义在利兹看来既不是形而上学中立也不是价值中立。这一定义只承认将人看作生物体,这已经是一种形而上学立场;在价值上,当其谈及"不可逆转"时,这一定义也只是限定在呼吸、血液循环、脑功能上,这种选择本身就有价值取向。

（二）生物体的死亡和人的死亡

谢曼(Showmen)写道,那种认为死亡有一种确定不变的生物学内涵可能是一种语言上的误解。取而代之的应该是将死亡看作从患病状态到解体的一个连续统(continuum)。谢曼试图不将死亡看作一个单一的事件,而是看作有多个与死亡相关的事件。正如在生命开始的初期我们有着受孕和出生的区分一样,前者是生命作为生物体的形成,后者是生命进入社会真正成为社会交往的一分子的时刻,谢曼认为生命的结束也应该有两个阶段,即"去世"（或者叫作"民事死亡"）和"去生命化"(deanimation)。谢曼认为在实际生活中,不可能等到一个所谓理论上被认为是死亡的临界点的时候人才开始悲伤。因此不需要等到确认是否是真正的"不可逆转",而是当患者心跳、呼吸停止时,患者亲友已经感觉到患者在离自己而去。正是在这种意义上,所谓不可逆转性(irreversibility)才非常可疑。因为其"去世"的真实程度并不亚于后面的"去生命化",只要患者亲友感受到在一种社会、情感意义上的分离,感受到患者的离去已经是不可改变的事实,那么在前一个时刻就已经可以说这个患者死亡了。

这种定义并不是要否定生物学事件的意义,也不是说与生物学是不相关的。事实上一旦脑部功能丧失,这样的生物学事件必然意味着作为整体的有机体的身心整合被破坏,从而也因此破坏了人的生物和社会本性。生物学上的意识丧失以后,便不存在所谓"社会构建"的人了。这一试图跨越死亡定义的生物学模式的做法与利兹的做法大同小异。只不过利兹用了不同的术语而已,利兹认为可以在人的死亡和生物体的死亡之间做一个区分,这一区分的基础本身并不来源于生物学的考虑,在这一点上利兹认为谢曼的方向是对的,只不过他的区分依据重点在于:究竟对一个人而言究竟什么算作由于身心整合被破坏而不再是一个社群的成员,以及作为某种有机生物整体不存在究竟是什么意思。因为对"作为整体不存在"究竟怎么解释是很模糊的。这与什么是所谓"不可逆转"同样含义不清。不是所有的人都赞同神经生物学的判断标准。有些人认为所谓整体可以不算大脑功能,但有些人认为大脑必须被考虑在这一整体之中。当然更多的人,可能与利兹一样还是认为一个不可逆转地丧失了大脑功能或意识的人,就已经是"作为整体"而言的不再存在,不管是在何种意义上,在生物学层面、道德层面、社会层面等都已经不再存在了。

谢曼认为关于死亡的定义之所以具有各种模糊性,是因为有人想要人为地划分从而留余地给器官移植。但利兹认为对于死亡定义的模糊源自我们持有的所谓"作为整体的有机体"的概念的模糊,这意味着死亡更像是一个过程而不是一个"离散的"(discrete)事件。这并不意在暗示某种相对主义,使得我们的努力显得无意义。事实上无论是自然类还是人工类都可能出现无法定义外延的情况,因为还是有所谓实际层面的临界点(cutoff),即我们在实际中总归要选取一个可被接受的点作为界定值。不断选取最为合适的点来描述这个词的外延便是一种对于术语的精细化处理。然而在这么做的时候,利兹提醒我们需要注意一个所谓的“框架化偏倚”(framing bias)。如果在精细化概念或术语的过程中没有参考社会的、文化的因素,那么就有可能陷入框架化偏倚的错误。分类框架的选择本身就预设了其背后的信念差异。我们需要精细化定义这些术语正是因为单单凭借生物学标准,这些术语关于人类之外延的界定缺少了其道德、文化和法律语境。

(三)脑死亡是死亡吗

回到脑死亡是否是死亡的问题上来,关键在于那些依靠人工支持的已然脑死亡的患者,他们的功能究竟在何种意义上是“整合的”? 当然可以认为,这些患者在一种人工的意义上是“活着”的,但这并不是我们通常谈论的“活着”。康迪克建议从两个维度上看所谓“整合”:①它必须是整体层面的;②这个整合的行动必须是自主的。在现代科学技术的发展下,我们可被逐步修复或替代的器官会越来越多,要弄清楚的问题是,究竟在生物系统里看到的那种活动是体现整体的活动还是只是反映零件部分的内在活动? 即在脑死亡的人那里究竟是整合功能还是协调功能在起作用? 如果我们使用更为古典的关于人的本性的理解,即将人的本质看作理性的,那么脑死亡的人由于不再具有理性功能或潜质而因此的确就已经是死亡了的。

因此,在单纯使用生物学标准来判断死亡时,我们不应该期待这一标准可以适用于所有生物,试图定义什么是死亡,也许首先应该知晓什么是人的本性,对于这一问题的回答显然不能仅仅诉诸单一的标准,而更需要哲学性的回答。它需要一个被哲学家称作本体论式的回答,且这个答案必须被置于相应的道德、社会、文化语境中。正是这些具体的语境形塑了我们的价值观,使得我们对于这一问题的回答成为可能。事实上当我们在问询什么是死亡这一问题的时候,我们期待的本身就不是一个纯粹生物学的答案,正因如此我们问对问题的标志之一是在形成这个问题的时候就要将以上所述的道德、社会和文化语境考虑进去。

但是不要误解,这并不是在论证当我们在判断死亡时生物学标准不重要或不相关。生物学标准在大众中的接受度非常广。只是我们生活的年代,有太多科技的进步使得死亡的界限越来越模糊。但利兹问了一个重要的问题:如果死亡界限真的越来越模糊,我们是否真的抛弃了关于死亡的传统认知和态度转而相信呼吸机等当代科技对于生命的延续? 他认为我们并没有也无需抛弃这一认知态度。对于人类而言,人在社会交往的意义上逝去本来就是关于死亡最基本的认知。无论我们有多少科学技术的知识,关于人的理解始终都不能抛弃其基本的道德、社会和文化语境,这些源自我们关于人的本性的理解。

|第四节|精神疾病的分类、诊断及其意义

一、什么是精神紊乱

精神医学(或者也叫精神病学,以下均统一使用精神医学,不再重复说明)是医学中涉及诊断与治疗精神疾病或心灵疾病的分支。精神医学的研究对象和内容具有特殊的复杂性,因为它关心人的心灵健康,而所谓心灵健康的标准则有其哲学基础。一般的医学即便有着很多哲学问题,也似乎没有什么特定的关注,从而能够构成一个像"精神医学哲学"的单独领域。从某种意义上来看,精神医学哲学是医学哲学内部的分支,但由于在当今精神医学哲学的研究和相关文献大量涌现,以至于在一般的医学哲学教科书中不再单独出现谈论精神医学哲学的篇章。比如布罗德本特(Broadbent,2019)就在书中写道:"精神医学哲学和其文献已经多到足以单列出来被关注,而且确实,精神医学哲学相关文献的延伸范围已经超过了医学哲学本身。"

不仅仅是精神医学哲学超出了一般意义上医学哲学的研究内容,就连精神医学本身在医学内部也算是一个独特的领域。精神医学中疾病的分类标准不是基于疾病的病原学基础,也不是病理生理学因素,而是症状。

精神医学被认为可用于诊断和治疗与心灵相关的疾病。但一些心理现象究竟是不是所谓医学意义上的精神紊乱(mental disorder)?我们常规认为医学意义上的紊乱(disorder)总归包含某种身体上的损伤,但精神疾病不同,它不必然伴随相应的大脑损伤,虽然大部分精神紊乱似乎都发生在大脑里。

(一)医学意义上的精神紊乱

那么究竟什么是医学意义上的精神紊乱?医学意义的精神紊乱就是某种内在机制的失败导致不能执行某种生物学意义上设计的功能。类似地看精神紊乱,一旦它可以被称作医学意义上的紊乱,则也必须满足这个前提。所谓生物学意义上的设计,即进化意义上的设计,是为了保持和保存物种的生存和繁衍,经由自然选择而保留下来的功能。心理功能与生理功能一样,都是自然选择进化的产物。按照这个标准,如果我们当今已有的精神疾病诊断能够识别出哪些是心理功能上有害的功能失常,那么它本身应当能够正当化。

为什么精神医学需要正当化呢?日常生活中精神医学涵盖的范围似乎很广,从业人员众多。普通民众似乎分不清究竟精神科医师、心理卫生中心专家、精神分析学家等的区别是什么,这导致了其在需要求助时无从下手。事实上很多从事所谓心理治疗的人员在帮助人们适应现代社会生活,诸如婚姻关系、恋爱关系或职场关系。这些能否属于精

神医学的范畴？人们因为各种抑郁症相关症状去求助于这些训练背景各不相同的专业人士，但究竟是否有一个标准可以用于指导人们选择最为合适的渠道？换句话说，同样都是患者主观上"感到抑郁"，什么样的抑郁才算得上是医学上的抑郁，什么样的抑郁才是日常生活中司空见惯的、非病理性的抑郁症状（symptoms）或抑郁感觉（feelings）？如果将抑郁不加区分地都定位成精神疾病，那么我们所面临的情况可能会非常复杂，这意味着有一部分仅仅需要心理疏导的功能紊乱变成了需要药物干预的疾病。对于精神疾病的定位和定性在很大程度上与我们的社会和司法实践挂钩，精神疾病患者被认为不具有完全的民事行为能力，因此其参与的很多民事行为或缔结的民事条约可能不具有合法性。另外，错误定性精神疾病的后果是，特定的社会标准可能会错误地将那些本不应该收治入院的"精神疾病患者"强制性地送入医院接受治疗。精神疾病的定性与定位还涉及具体的医保报销范围制定，被认为是疾病的可纳入医保报销范围，不被认为是疾病的则被排除在外，对于精神疾病的界定会直接影响到一个人可承受的医疗花费并且由此再影响其生活的整体质量和水平。这一点是很好理解的，试想一下整容这个例子，当今世界几乎没有国家将整容包含在医保报销的范围内。因为没有人认为长相不符合主流或个人审美观属于一种"功能失常"，因此如果一个人执意要倾家荡产地去完成整容计划是可以的，但没有理由希望由纳税人来买单。

（二）精神紊乱是真正的医学紊乱吗

近半个世纪以来，精神医学作为医学的一个分支受到质疑。人们对于精神医学所处理的人的心理状况或条件，诸如情感、情绪、行动等，是否可以作为医学对象产生了怀疑。这里的质疑包括一个概念性问题和一个基于概念性问题的分类问题。概念性问题询问的是：①究竟所谓的"精神紊乱"算不算是一种真正意义上的"医学紊乱"？②目前被当作精神紊乱的那些疾病是否真的能被称为医学意义上的紊乱？

一些人认为精神医学在其目标上与医学的其他部分相似：要么为了治愈心灵的疾病或者至少减少由心灵疾病导致的伤害。但对于精神医学的理念与实践都有所保留的人，其批评意见恰恰在于他们认为精神医学的任务已经偏离了正常的医学范围，即它已经意不在于治病救人，却在于控制那些偏离所谓正常或规范的行为。从这样的角度来看，精神医学变成了一种控制的手段，在此意义上其与原来医学的目的相去甚远，却与宗教、法律等系统的目的类似。换句话说，一旦精神医学定义了哪些是不符合社会规范的行为，那么就能在这一精神医学的大旗下转而影响、改变甚至控制这些行为，这样一来，不管是以何种手段完成这种"治疗"，都可以在某种程度上得到合理化。批评者从这种控制的正当性再推到对于控制手段的讨论上，比方说，具体的问题就包括药物的使用甚至强制性医院控制究竟在何种程度上是可被辩护的。

对于精神医学的质疑其实由来已久。人类的生活经验相当丰富，我们会发现在实际生活上难以在所谓正常的和异常的心理功能之间划出一条清晰的界限。举例而言，害怕在公共场合演讲、不喜欢上学、容易紧张和焦虑，这些在人群中都相当常见。但是我们是不是能将这些归为精神疾病？从常识角度来说，这些在严格意义上不能算是精神疾病，因此精神疾病的治疗方法不适用于这些情况，比如一系列的用药和高强度的干预治疗措施等。

处于正常值范围的问题与真正医学意义上的紊乱究竟如何区分？尤其是在精神医学发展史上有太多借助于给人定性精神疾病的方式达到社会控制目的的例子之后，精神医学诊断标准的正当化就显得更为意义重大，因为错判的代价太大。在当今社会另外一个较为严重的问题是精神类药物的滥用。由于大部分精神科医师倾向于认为精神疾病总归源自大脑某些部位的异常，因此"修理"好大脑是关键，于是用药成了最普遍的处理办法。在欧美国家，制药业对于精神药物的使用以及相应的精神诊断与实践的影响较大，因此遭到了众多批评。精神疾病诊断的标准一旦确定下来就会对落入这一范畴的人造成相当大的影响，不仅会将人判定为某种特定的疾病类型，也会相应地给予人特定的精神方面的干预和治疗，而这一标准一旦有所偏倚就会在极大程度上影响个人。这也是为什么从事精神医学哲学研究的学者认为诊断和分类标准的正当化显得尤为重要的原因。

（三）"医学紊乱"的概念分析与形而上学预设

精神医学哲学研究者采取的办法通常是做细致的概念分析，比方说对于"医学紊乱"（medical disorder）做概念分析，询问这个概念自身是否站得住脚，以及究竟怎样的心理状况或条件可被称作医学意义上的紊乱。从这个问题的答案出发，再去回答一些具体的问题，诸如究竟目前认为属于精神疾病的那些心理状况算不算真正意义上的医学紊乱。对于"医学紊乱"这一概念的分析最好能揭示两方面的结论：①究竟精神医学的合法性何在；②如果精神医学具有合法性，那么它的界限又在哪里，需要防止精神医学错误地将仅仅是个人或社会所不倾向于接受的心理状况作为一种病态来进行不合适的干预或社会控制。

一般而言，"紊乱"这个词的含义非常笼统，不像我们通常用病痛（illness）或者疾病（disease）那样具有明确的疾病含义。这也是为什么我们使用医学紊乱这个词的原因，紊乱本身没有预设疾病的含义，医学紊乱只是一般性地指那些对于医学定义之健康的偏离。并非所有的紊乱都是疾病，比方说骨折算是一种紊乱，因为它属于一种对于健康的偏离，但恐怕很难算作病痛或疾病。

另外一个需要注意的维度是，在探讨精神医学合法性时，我们是否预设了某种形而上学立场。当代心灵哲学的热烈讨论多源自笛卡儿开启的哲学经典问题——身心问题。对于身心问题的回答决定了一个人的基本形而上学立场，诸如占有广延（空间）的实体（即物理实体）与能思维的实体（即心灵实体）究竟是不是两种截然不同的实体？还是只不过是同一个实体的两种属性？还是归根结底可以化归为一种实体？

这些看似简单却是极为复杂的哲学基本问题，在当今学界也一直争执不断，围绕心灵哲学的文献在最近几十年层出不穷。不过不用担心，我们目前的问题讨论不需要预设这样的形而上学立场,也不需要将我们卷入无穷无尽的形而上学探讨。换句话说,我们对于"医学紊乱"概念的分析无需预设基本的形而上学立场。这是因为尽管当前的探讨不可避免地会牵出基本的形而上学问题,但我们只是在讨论心灵现象,即信念、情感、情绪等基本的基于表象(representation)的心理功能,因此我们可以暂时悬置形而上学问题。

（四）从精神疾患的病因来理解

如前所述,有的精神科医师认为精神疾患源自某种程度的大脑损伤,从检查检验结果来看,确有相当多精神疾病患者呈现了不同程度的脑部损伤,也有大脑退行性病变导致的精神疾病。但并非所有的精神疾病都是大脑损伤,也并非所有的精神疾病都伴随大脑损伤。但是否有某种大脑损伤或大脑疾病在场本身不是一个概念问题,而是一个事实问题,这需要由科学研究来发现,而不是通过概念分析或者逻辑分析来达到。只不过,我们也许可以借鉴将大脑比附为计算机的想法来理解。将大脑看作类似计算机的想法并不少见,至少它具有一定的解释力。

试想一下我们的大脑是计算机,我们大脑中的各部分相当于计算机的硬件,那么对于计算机而言,即使硬件不出问题,也难保软件不出问题。这意味着即使没有大脑疾病,也是有可能患上精神疾病的。精神疾病的症状往往表现为意义、指涉上的差错或者是心理功能上的问题,这些都不是大脑本身的生理性问题。事实上,令人惊讶的是,至今为止精神病理学家并未能够清楚地识别出各种精神疾患的病因。一般只能推论出可能具有某种程度的大脑损伤。说到底,判断精神紊乱的标准一般而言都是心理性的或者行为性的,正如你翻开一本精神医学诊断手册所看到的条目那样。

反对现存精神医学模式的人认为,为了搞清楚是怎么回事,最好的办法是去探索大脑回路(brain circuitry),即搞清楚哪些大脑回路是被激活的,哪些是被抑制的,从而得以知晓那些症状究竟是不是精神紊乱。尽管这个想法很好,但是却很难实现。如果要将某种回路活动定性为病理性的,那么我们需要查看的不仅仅是大脑的生理基础,而更多的是心理活动的语境以及在生物进化的意义上,这个回路是被设计来做何用的。换句话说,无论如何你都不能脱离具体的心理活动及其语境来判断一个单纯的生理性回路是否病态。比如,医学上发现一个人具有某种程度的心理病态,总归不是先探查到这个人大脑有某种生理性异常,然后由这种生理性异常再推知这个人有精神疾患,而是反过来先观察到这个人的异常行为或心理表象,再转而去探查其病理生理学基础的。

（五）作为价值概念的"医学紊乱"

另外有一种颇为主流的观点是这样看待"医学紊乱"的:他们抛弃了将医学紊乱与大脑的病理学变化相关联,转而声称所谓医学紊乱就是一种应用在不想要的身体状况上的价值概念而已。换句话说,凡是不被人喜欢的某种身体状况,我们就赋予它一个名称——医学紊乱。但这样做显得太草率了。首先,并不是所有我们不喜欢的身体状况都具有医学意义,比方说,小明睡觉时发出的哼哼唧唧的声音,既不是任何咽喉、气管、鼻腔的器质性问题,也不妨碍他睡眠的呼吸和质量,除了可能影响睡在他旁边的人以外,没有其他医学上亟待处理的必要性,因此并不能称得上是一种"医学紊乱"。同样的,如果"医学紊乱"仅仅是一个价值概念,那么精神医学似乎真的能变成一种社会控制的手段,并且仍是合法的医学分支,这样的蕴涵较为不能让人接受。

那么我们究竟如何定义"医学紊乱"呢?结合小明睡觉时哼哼唧唧的例子来看,似乎除了不想要这一点之外,还需要是有害的。但有害其实也是一个必要非充分条件。关键在于紊乱和非紊乱的区别,究竟什么样的才是紊乱?按照西季威克(Sedgwick,1982)的看法,所谓紊乱就是自然的生物设计功能受到干扰,而非紊乱不具有这个特征。因此关键在于自然的生物设计功能。我们可以有相当多不想要的状况,诸如贫穷、没有天赋等,但这些不叫紊乱,因为它们与自然的生物设计功能没有关系,所以也没有医学上的蕴涵。因此医学紊乱概念除了包含有"不想要"这样赋予人类价值的成分之外,还必须有事实的、客观的成分能够将那些属于紊乱的状况与同样是负性的、但却不是紊乱的诸多状况区别开来。

（六）医学紊乱作为一种有害的功能异常

解剖学意义上的损伤也不充分,如果我们说那些罹患精神疾病的人遭受了某种"心灵的创伤",那么充其量这只能算是一种修辞的说法。有些意见认为我们迟早能发现这些"心灵的创伤",只不过目前还没能做到。反对者认为这点是不自明的,不能总是谈论得好像我们马上就能发现这些似的,但事实上我们连边儿都摸不着,况且,就像萨斯认为的那样,一旦我们真的发现了那些心灵创伤的生理物理基础,就意味着所谓精神疾病不存在了,因为这等于说原来我们以为的那些精神问题其实还是身体问题。那么我们如何识别这些所谓的身体损害呢?它肯定不仅仅是一种解剖学意义上的偏离,比方说,右位心就是一种解剖学异常,但是并不算得一种紊乱。损伤本身须是一种功能异常,并且当这一功能异常以一种负性的方式影响到生物机体整体的完好时,这种功能异常才能叫作紊乱。

需要注意的是,功能异常也有很多种,并不是每种都具有医学蕴涵,或者说,具有医学意义。比方说,一个人不具有外向型性格、羞于在大众场合演讲,尽管在社交意义上不为人们所喜爱,但并不具有医学意义。真正具有意义的,是那些由于其内在机制出错从而不能执行自然或进化意义上设计的那些功能的情况。之所以出现混淆的情况,是因为"功能异常"这个词通常在日常语言中所指范围比较广泛,比方说,恋爱关系处于"功能异常状态",工作场合中的个人处于"功能异常状态",等等。"紊乱不同于仅仅因为当内在机制出了问题而导致功能异常出现时,某种社会或个人偏好的方式无法起作用的情况,这种情况下这一机制不能如同它自然地被假设地那样执行。"(Wakefield,2017)当然在目前的情况下,我们对于进化的机制、功能以及功能异常这些都几乎一无所知,这使得我们现在的精神医学分类法仍然显得很可疑。比较常见的做法是退而求其次,去找寻那些间接的证据。如果我们不能知晓或尚未能知晓那些关于精神现象的科学事实,那么从功能角度出发也是值得尝试的。正如小明睡觉时哼哼唧唧的例子,尽管我们关于睡眠的知识少得可怜,还是能粗略地将睡眠障碍与正常的睡眠范围区分开来。并不能因为不了解所谓自然设计的机制就认为没有办法判断紊乱。

由此,所谓医学紊乱可能是一种有害的功能异常(medical disorder as harmful dysfunction)。这么定义的好处是:①并不是所有的功能异常都有医学意义,就像我们前面举的例子,日常语言中说"恋爱关系处于功能异常"这一点就完全没有医学蕴涵。②不是所有的解剖学偏离都是损害,解剖学偏离只是统计学上的少数派,并不必然意味着功能上的问题。③需要清楚知道哪些损害导致紊乱。实际上关键在于如何定位紊乱自身,如果紊乱就是个功能性概念,则身体(物理性的)、精神条件只要属于功能异常都可以算紊乱。

(七) 精神紊乱作为有害的心理性功能异常

同样的道理,所谓精神紊乱(作为医学紊乱的一种)也就是一种有害的心理性功能异常。这里的预设是人类被进化地设计来以某种特定的方式发挥功能,因此一旦相应的功能出错就能发现相应的紊乱性质的偏离。比方说,神经症的紊乱就意味着生物学意义上设计来起作用的用于提供理性正当化信念和知觉过程从而使得人能够知晓环境的准确信息的那一功能出了错。换句话说,我们需要参照什么是生物学意义上设计来起作用的心理功能,然后才能知晓哪些是出错的功能,进而才能基于其是否有害来判断其是否属于精神紊乱。现在我们回到前面讲过的例子,考虑为什么羞于在大众场合演讲不能算作精神疾病,或者不爱说话不能算作精神疾病,或者甚至考虑精神医学史上备受争议的案例——同性恋为什么不算精神疾病。因为羞于在大众场合演讲、不爱说话和爱上同性别的人都不能算是有害的心理性功能异常。生物学设计没有让所有人都具有公开演讲的功能,也没有让所有人都必须爱说话才能生存,也没有设计得让凡是非异性恋者都无法产生性唤起和性回应。但是抑郁症与之不同,它之所以是一种有害的心理性功能异常,是因为在抑郁症患者这里,生物学意义上设计的悲伤调节机制出现了问题而无法正常起作用。当然,值得注意的是,精神医学判断标准中有相当多的分类可能会导致误判,尤其是在判断抑郁症上,可能会出现非常多的假阳性案例(Horwitz and Wakefield,2007,2012;Wakefield,2013)。《精神障碍诊断与统计手册》(*Diagnostic and Statistical Manual of Mental Disorders*,习惯上简称为 DSM)第五版当中有相当多的分类诸如社交恐惧症等都似乎并不对应一个所谓的心理性功能异常,虽然说当今精神医学实践中的绝大多数分类和定位仍能识别出具有明确医学意义的精神紊乱。

精神医学在历史上总是备受争议。公元前 6500 年前的所谓"颅骨钻孔",是一种被当时的人们当作治疗精神疾病的方式,人们认为在一个人的颅骨上钻洞可以达到释放造成异常行为的"邪恶精神"的目的。很多治疗方式甚至是非常折磨人的,在 20 世纪早期的所谓水疗实践中,患者要被放在冰水里淹没或被禁锢在装满水的浴盆中几天,神奇的是,这被当时的人们认为是治疗精神疾病的方法。始于 20 世纪 30 年代的抽搐治疗(也叫作电击治疗)在精神科中十分常见,一般而言被认为是用于治疗抑郁症、双相情感障碍和紧张综合征的方法。所谓的"反精神医学"运动并不是一个整体划一的、有策划或有特定诉求的运动，而是一个相对而言较为松散的文化性质的浪潮，在这股 20 世纪 50—60 年代的浪潮中，最为著名的且为人所熟知的是法国哲学家米歇尔·福柯（Michel Foucault），当然也包括美国精神医学家托马斯·萨斯（Thomas Szasz）和英国著名存在主义精神医学家莱因（R. D. Laing）这样的专业人士。有趣的是，在差不多同一时间随着反精神医学运动的兴起，不少在之后几十年内获得广泛使用的精神科药物都被发明出来并用于临床，这其中包括我们熟知的氯丙嗪（治疗精神分裂症、躁狂症等）和丙咪嗪（抗抑郁药物）。随后各国的大型药企争相开发出各类精神疾病类药物，它们的使用如此广泛和频繁，以至于在美国的电视广告中可以经常看到忧伤的抑郁症患者在使用了某种药物之后获得了生活体验的改善之类的情景。无可否认的是，最近的一二十年间我们的社会似乎很难不在精神医学的帮助下前行，因为越来越多的人患上精神疾病并求得了专业的帮助，但反精神医学的关涉在于，从恐怖的精神医学史上看到了一种潜在的对于人的行为和习惯的控制，使得精神医学必须在一种更为本质性的意义上说明自身是在何种程度上治愈或照护患者，而不是对于人造成伤害。在福柯等人看来，精神医学可以被用作镇压工具，尤其是用在那些已经经受了多种形式镇压的人身上，包括女性和少数群体。经典的例子仍是前述的叫作"漫游狂症"的"疾病"，它在 19 世纪时被认为是奴隶逃离其主人的原因。描述这一疾病的医师认为其诊断标准就是其症状，而这一症状就是一个人逃离其作为奴隶的职责、一种想要从种植者和监工那里逃走的倾向。不仅如此，医师建议的治疗方式是，如果一个主人怀疑其奴隶具有此种倾向或表现出此种症状，那么最好能"将他们当中的邪恶用鞭打的方式给清除出去"。

　　精神医学自始至终包含着控制所谓偏离"正常"行为，而为患者提供的真正照护非常少，这一点尤其是在一些重症患者诸如精神分裂症患者那里比较显而易见。毕竟，诉诸其他人的安全这一点并不能完全解释整个社会对于所有精神疾病患者的限制和禁锢，在这种意义上甚至污名化精神疾病患者也是站不住脚的。然而在当今社会我们也看到，相对于那些可怕的历史个案而言，精神医学的干预已经变得不那么恐怖但却更为有效了（至少在当代循证医学的视角来看更为有效），也没有多少人再会因为违背社会伦常而被投入精神病院。精神医学对于那些精神疾病致病机制的研究也越来越深入，不再像过去基于一些无法证实的理论之上，不仅如此，精神医学还随着这些研究的不断深入和拓展以及与之相关的其他学科分支诸如神经科学、人工智能等的发展而不断地改进自身的治疗方案。

　　另有一个关于精神医学的看法尤为值得讨论，它主要的观点是，真正患有疾病的并不是那些单个的患者，而是整个社会在某种意义上患了病。"社会患病"显然是一种修辞的说法。病态社会论证认为整个社会的大部分特征或功能性结构诸如教育、经济和家庭等都没能在一种正常的意义上起作用。一部分人所表现出来的无法协调自身情感、认知和行为的症状，从这种观点来看，并不是这些人自身的问题，而是社会的病态在个人身上的一种折射和体现。并且病态社会也将这些样的人识别为患有精神疾病。20世纪心理学家埃里希·弗洛姆认为一个不健康的社会就是一个创造双向敌意、不信任的社会,这会把人们变成令他人使用或剥削的工具,使得一个人丧失其自我的感觉。换言之,精神疾病是一个语境依赖的(contextual dependent)疾病,作为环境的社会具有创造出社会适应功能不良这种症状的可能性。人们在生活中所遭遇的问题并不总是一种实质意义上的精神疾病,即这种疾病的属性不是人的内在属性,而仅仅是因为一个本来身心健康的人在应对外部世界和调适时作出的回应。但也有人相当反对这一病态社会的说法,认为这是一种修辞上的夸张,接着他们便会追问,当一个人声称整个社会病了的时候,他(她)到底意指什么。确实,所谓病态社会的说法看上去有些模糊,它像是一个一劳永逸的说辞,因为并没有在具体的意义上给出病态的定义和描述,这对于很多人而言没有说服力。但是病态社会理论的持有者也许不用走得那么远,他只需要声称一个社会具有某些能够导致或影响人患上精神疾病的特征即可。比较公允的考虑是,事实上任何类型的社会恐怕都很难避免它的某些特征是身处其中的某些人患上精神疾病的根本原因,但这不必然蕴含一个病态社会的一般性结论。

虽然从病态社会角度对于精神医学的反驳显得不太成功,另外一个基于治疗有效性的考虑则提供了比较强的证据来反对现代精神医学的实践。在现代精神医学这里,比方说,有人将抗抑郁药物与安慰剂用元分析(meta-analysis)做了对比,使用的数据既包括已经发表的,也包含未发表的,结果显示抗抑郁药物在减轻抑郁症状方面并不比安慰剂更好。还有一个谈论较多的例子是通过长期随机对照试验(randomized controlled trials,RCT)来评估哌甲酯(精神兴奋药)治疗多动症的效果,似乎没有证据显示利他林的效果比安慰剂的更好。医学虚无主义正是基于很多干预措施——无论是药物还是手术等——的效果大小(effect sizes)的数值太小来给出其结论的。其他反精神医学主张则有特定的具有说服力的实例,比方说,抑郁症或者焦虑症到底是不是广泛的存在于人群当中? 还是说,我们把这个标准定得太松散以至于把太多人的非疾病表现也算在内了? 从日常经验的角度来说,我们似乎很难区分由重大变故带来的极度失落、消沉与真正的抑郁,后者作为一种医学诊断上的抑郁,其特征何在? 如果没有一个病理生理学的标准来区分,就极有可能出现对处于正常情感反应中的人们的错误干预,即精神医学有过度医疗的嫌疑。不仅如此,如果再合并前面关于病态社会的假设(assumption),更有可能得出的结论是,社会有可能成为一个造成人们抑郁或痛苦情感的源头。虽然病态社会假设在当今社会听上去不像在历史上那样有说服力,但是精神医学的疗效也确实难以令人满意。我国对于精神医学干预效果的民间讨论并不频繁,这可能与精神疾病在我国文化中的污名化有一定关联。但我国与西方社会相比,之所以精神医学的干预有效性不是一个常见话题,是因为西方社会的垄断性药物生产公司在研发、临床试验和市场推广中起到了极其重要的作用,而这一角色令民众怀疑其中存在着非常大的利益冲突,即药业公司会为了利润去大力生产与推广实际上并不那么有效的药物。基于垄断型药业公司在这其中对于政治和社会的巨大影响力，这一反推的关于精神医学干预有效性的阴谋论式想法似乎也有些依据。

二、精神医学的分类法

在精神医学的发展史上并非没有出现过主流的分类方法，只不过一度出现的分类法由于相应的理论基础被认定为不可靠而被拒斥了。20世纪中期，弗洛伊德曾经试图用原生家庭中亲子关系或人在性事上的障碍作为精神疾病的病原，但是这一理论后来被精神医学界否定。自20世纪七八十年代正式出版的DSM－III开始，已经不再沿用弗洛伊德的分类依据。由于关于心灵以及身心关系所知甚少，从某种意义上而言，我们确实没有理论基础能够从病原学或病理生理学角度来对精神疾病进行分类，精神医学沿用至今的是基于症状的分类法。

使用DSM这套统一标准的好处是，不同精神科医师彼此之间诊断可以互通。DSM呈现的是一系列基于症状的诊断代码，这套编码系统使得精神医学的研究和实践也更为便捷。尽管这提升了诊断本身的稳定性，但陷入了诊断有效性的困境。医学诊断的有效性可以在多个层面上被衡量，但总体上是对应分类法的，即如果一个诊断能够找到疾病潜在的构成性或者病原性因果基础，那么这个诊断就是有效的。或者按照科学哲学的经典表述，如果一种诊断能够追踪到真正的"自然类"，那么它也是有效的。比方说，"肺结核"这一诊断范畴就有着较高的有效性，因为这个诊断能够追踪到结核分枝杆菌这一自然类。

常见的精神医学诊断手册，既作为诊断指南出现，又是一个分类法（nosology）。DSM是关于精神紊乱的分类，但它又辅以了关于这些精神紊乱的标准，从而能够使得医师关于精神疾病的诊断更为精准可靠。比如，抑郁症的诊断标准就值得被讨论。这里的逻辑其实并不是我们首先定义了什么是抑郁症，这个定义在开始是缺失的。按照DSM－5的诊断标准，以下的九条症状里面，如果一个人在长达两周以上的时间内都患有五条或五条以上，那么就可以判定这个人患有抑郁症。

DSM－5抑郁症诊断标准

下面的症状里有五条或以上同时在两周时间内出现，则可诊断为抑郁症。

（1）几乎每天大部分时候都处于抑郁的情绪当中，这一反映要么来自主观报告（比如自述感到悲伤、空虚和失望），要么来自他人的描述和佐证；在青少年或儿童那里，这一症状可被替换为一种愤怒、易激惹感。

（2）在一天中的大部分时间，对于几乎所有或大部分活动都明显降低兴趣，证据同样也可以来自主观报告（自述），或者他人描述或佐证。

（3）在没有节食的情况下，体重明显减轻，或无原因的体重增长，或结合主观报告（自述）几乎每天减少或增长胃口；如果是处于生长发育期的青少年或儿童，则正确参照物不是保持体重基本稳定，而是达到预期增长体重。

（4）几乎每天失眠。

（5）几乎每天，在精神活动上，可被他人观察到：要么焦躁不安，要么迟滞。

（6）几乎每天感觉疲惫或缺少能量。

（7）几乎每天都感到无意义，不是因为生病本身引起的无意义感，或过度的、或不合适的负疚感。

（8）几乎每天，日益无法思考或集中精力，判断力大幅度减弱。

（9）反复想死或反复想自杀的意念，但又无明确计划。

上面所列的九条似乎互相关联的症状里，如果只要有五个就能判定抑郁症，那么可能患有不同症状的人会被诊断为患有同一种疾病。假设 A 有症状（1）～（6），B 有症状（3）～（8），以这种标准，对他们的诊断都是"抑郁症"。但是有可能他们患上的只不过是抑郁症的两种亚型，甚至，如果怀疑走得再远一些，他们患有的压根不是同一种病。关于抑郁症，由几个症状组合而来的这种诊断方法似乎不够严谨，在根本上仍是由于没能从病原学的意义上分类。

正因如此，精神医学疾病分类学把有着不同症状的人全部归到同样的疾病范畴中，这有可能还会造成人为的"合并症"（或者叫"共病"，comorbidity）。这是由于很多精神疾病的症状都类似，满足疾病 A 的也有可能满足疾病 B 的诊断标准，所以很常见的情况是抑郁症患者合并焦虑症。难以说清楚的是，这是因为某人确实同时患有两种疾病，还是仅仅因为对于这个患者的诊断标准相互重叠。这从某种程度上削弱了精神医学诊断的有效性，也会再进一步影响相应的科学研究，因为如果实际上应当被划归在不同范畴却被错误地放在同一个疾病范畴，会影响后续在这个群体上所做的一切医学科学研究，这些医学研究会错误地将异质的人群当作同质的来处理，由此也会在其研究的各个层面诸如基因、社会等层面影响具体的研究计划开展和实施。对于患者个体而言，出现人为"共病"的不良后果还包括：医师基于患者的两种或两种以上疾病的诊断，会给出两种或两种以上可能并不重合的干预方案，这无疑会对患者造成身心上、经济上的负担，这是精神医学中的过度医疗。

如果基于症状分类的这些问题能够通过找到更为稳固的病原学或者病理生理学原因作为疾病分类根据，那么共病问题是否能得以解决？ 根据构造医学模型的想法，精神疾病应该被构想为大脑疾病，即尽量将精神疾病的定义置于物理的、基于脑的病理生理学基础上。 近年来，神经科学家一直在致力于寻找抑郁症的病理生理学基础。尽管现在很多理论没有广泛地被神经科学家和精神医学家所接受，但近几十年来非常流行的一元胺理论仍值得一提，简单来说，它认为抑郁是由血清素这类神经递质的不平衡导致的。 在历史上，精神医学确实有着成功将医学模型用于描绘疾病的前例。19 世纪末，所谓的"神经症"包含了各种形式的精神失常。 但是随着孢子理论的兴起以及关于梅毒是由于细菌感染导致的发现，神经症患者当中的一部分被认为与其他的不同。 一些神经症患者其实是患有"神经性梅毒"，这是一种由梅毒感染导致的神经症。 因此，对于神经症的一些病例而言，病原性原因被识别出来。 这被认为是一个精神医学能够从基于症状的分类法发展到病原学或者病理生理学分类法的成功故事。然而，这只是个案，因此在推出结论"大部分精神医学事实上能够沿用医学分类法模型"时也要非常谨慎。

参考文献

［1］亚里士多德. 尼各马可伦理学［M］. 廖申白,译. 北京：商务印书馆,2003.

［2］American Psychiatric Association. Diagnostic and statistical manual of mental disorders［M］. 5th ed. Arlington：American Psychiatric Association，2013.

［3］Boorse C. Health as a theoretical concept［J］. Philos Sci, 1977,44(4)：542 - 573.

［4］Broadbent A. Philosophy of medicine［M］. New York：Oxford University Press，2019.

［5］Callahan D. The 'beginning' of human life［C］//Goodman M. What is a person? Clifton，NJ：The Humana Press，1988：29 - 55.

［6］Cassell EJ. The nature of suffering and the goals of medicine［M］. New York：Oxford University Press，1991.

［7］Clouser KD，Culver CM，Gert B. Malady：a new treatment of disease［J］. Hastings Cent Rep，1981,11(3)：29 - 37.

［8］Horwitz AV，Wakefield JC. All we have to fear：psychiatry's transformation of natural anxieties into depressive disorder［M］. New York：Oxford University Press，2012.

［9］Horwitz AV，Wakefield JC. The loss of sadness：how psychiatry transformed normal sorrow into depressive disorder［M］. New York：Oxford University Press，2007.

[10] Kingma E. Paracetamol, poison, and polio: why Boorse's account of function fails to distinguish health and disease [J]. Br J Philos Sci, 2010, 61 (2): 241 - 264.

[11] Lizza JP. Defining death: beyond biology [J/OL]. Diametros, 2018,55(55): 1 - 19[2020 - 06 - 03]. https://doi. org/10. 13153/diam. 1172.

[12] Marcum J. An introductory philosophy of medicine [M]. New York: Springer, 2008.

[13] Nordenfelt L. On the nature of health an action-theoretic approach [M]. Dordrecht: D Reidel, 1987.

[14] Nordernfelt L. Concepts of health and their consequences for health care [J]. Theor Med, 1993,14(4): 277 - 285.

[15] Sandel M. The case against perfection: ethics in the age of genetic engineering [M]. Cambridge, MA: Harvard University Press, 2007.

[16] Sedgwick P. Psychopolitics [M]. London: Pluto Press, 1982.

[17] Shewmon DA. Chronic 'brain death': meta-analysis and conceptual consequences [J]. Neurology, 1998,51(6): 1538 - 1545.

[18] Shewmon DA. Constructing the death elephant: a synthetic paradigm shift for the definition, criteria, and tests for death [J]. J Med Philos, 2010,35(3): 256 - 298.

[19] Tauber AI. Confessions of a medicine man: an essay in popular philosophy [M]. Cambridge, MA: The MIT Press, 1999.

[20] Wakefield JC. Mental disorder as genuine medical conditions [C]//Schramme T, Edwards S. Handbook of the philosophy of medicine. Dordrecht: Springer, 2017: 77.

[21] Wakefield JC. The DSM - 5 debate over the bereavement exclusion: psychiatric diagnosis and the future of empirically supported treatment [J]. Clin Psychol Rev, 2013,33(7): 825 - 845.

[22] Whitebeck C. Four basic concepts of medical science [J]. PSA: Proceedings of the Biennial Meeting of the Philosophy of Science Association, 1978,1: 210 - 222.

第二篇

医学认识论

简单来说,认识论是哲学的一个分支,处理的问题大多涉及知识的本质,诸如知识的来源、获取和证成。如果说形而上学的核心问题是论何物存在,那么认识论(有时也叫知识论)的核心问题就是我们能够知道什么,以及随之而来的问题,诸如我们如何知道这些知识。

按照不同的标准来划分,知识可以具有不同的分型,因此获取和证成各种知识的方法和手段有所差异。比方说,能熟练驾车是一种 know-how 知识(当然更多的人会认为这是技能而不是知识,但无论如何,会驾驶的人总会知晓驾驶的基本知识,虽然这种知识在不经反思的时候通常意识不到),这种知识自然不同于我们关于日常生活事物诸如桌子、水果、树等基于亲见的知识。进一步说,这两种知识又不同于我们关于微积分的知识。当你觉得已经较为熟悉微积分时,这一知识在你的掌握当中其实是从概念到命题,再一步步形成链接的知识网络,基于命题判断的知识就叫作命题知识(proposition knowledge)。

医学认识论,顾名思义,是将医学作为特定对象的认识论。我们学习和研究医学认识论的目的,是为了更好地了解医学知识的来源和获取方式,了解构成医学知识的命题是如何形成、又是何以证成的。医学命题的证成关系到命题本身能否站得住脚,因此关系到诊断推理的合理有效性,对于医学科学的进步和促进患者的健康具有举足轻重的作用。

医务工作者尤其是医师的思维对于临床决策具有重大影响。生物医学模式下的工作者通常倾向于认同客观的思维方式,认为医学是一门严格的科学,需要步步借助于可在经验层面证实的证据说话,因此近几十年循证医学的各个分支发展迅猛。如果医学知识仅仅是客观知识,那么理论上医学命题可以适用于所有语境,但这一标准将叙事、直觉、情感等排除在外,同时也过度肯定了客观知识的适用范围和能力权限。人文医学模式则弥补了生物医学模式中不被重视或被忽略的维度,即个人价值、情感与直觉的维度。人文医学模式既承认原有生物医学模式重视的客观知识,也融合了患者自身对于疾病体验的叙事和医者作为治愈者体验的叙事。这一认知模式进而影响到医务工作者的行为模式和工作态度,对于缓解医患关系和促进医疗服务质量都具有不可小觑的作用。在本篇中,除了将基于经验主义的生物医学模式下的认识论作为重要部分来阐释之外,同时也提供了人文医学模式下的认识论基础,希望能够借此呈现一个较为全面的医学认识论视域。

第 三 章 从经典哲学之争说起：唯理论与经验论

相对而言，客观知识适用范围比较广，也不会受到人类偏好诸如价值观的影响。事实是构成客观知识的主要成分，其证成既可以通过经验证据、材料等验证的方式，也需要借助于理性或逻辑规律。首先我们来解释何为"证成"。

第一节 | 命题的"证成"

在学习哲学的基础分支认识论时，一本常规的教科书通常会告诉大家，一个人知晓所谓的命题知识包含三个基本条件，你翻开任何一本认识论（epistemology，或者叫theory of knowledge）教材都能看到类似的描述。S 知晓 P，当且仅当：①S 相信 P；②P是真的；③S 相信 P 这一点是能得到证成的。

1. "S 相信 P"是信念条件　意味着如果 P 是被知道的，那么一定有一个认知者或认知群体 S 相信 P，即 S 相信 P 是真的。这是一个必要条件，只要反过来想一下就会意识到，应该不可能有人认为 P 是真的但又不相信 P 这种情况。当然会出现有人声称 P但不相信 P 的撒谎情况，但是我们这里说的不是 S 声称 P 或者 S 说出 P 而已，我们说的是 S（发自内心地）认为 P 是真的。

2. "P 是真的"是真值条件　即一旦认知者或认知群体真的知晓 P，那么 P 必定是真的。当然信念有可能出错，但我们在第两个条件这里讲的不是信念，而是知识，一旦被称其为知识，就不可能是错的。如何才能判断一个命题是真的呢？一般而言，有三个标准。①第一个标准认为：命题本身是否与经验事实相符合、相对应，这个理论叫作符合论（correspondence theory of truth）。②第二个标准认为：一个命题 P 只要与其他已知是真的命题保持一致，就可以认为它是真的，称为融贯论（coherence theory of truth）。③第三个标准叫作实用主义标准，其意思就是只要是有用的、起作用的，就是真的。

3. "S 相信 P 这一点是能得到证成的"是最为重要的证成条件　仅仅拥有一个真信念并不代表这个人知道这个命题，即这个条件所强调的问题类似于"你怎么知道你所知道的是真的呢"？不要被这个句子的表象所迷惑，它不是看上去这么绕。比如，我有一个关于明天下雨的信念,它恰好是真的,那能不能认为我知道 P("明天要下雨")呢? 显然不能,因为尽管这个结论是真的,我并没有借助于一个可靠的认知手段来达到这一目的,我用的是猜,常识告诉我们,猜通常是不靠谱的。因此证成条件是这三个条件里最为核心的,在认识论里,命题的证成是一个非常重要的话题,在科学哲学中,科学命题的证成也十分关键。同样地,医学哲学也秉承了科学哲学在这一点上的追问态度。诸如"究竟治疗方案如何被证成"这样的哲学问法,如果转换成日常语言,无非是在说"你如何知道你现在所选择的治疗方案是对的",或者"究竟临床医师如何知道患者罹患疾病 A 而不是疾病 B?"但与日常医学研究和实践中对于这些问题的回答稍有不同的是,这些哲学认识论问题的侧重点并不在于追问一个具体的案例,而是用澄清概念定义、理清逻辑的方式帮助发现医学中既有方法和实践的逻辑不清或内涵模糊之处,从而有助于达成更好的医学。因此,对于这些问题的回答仍要诉诸哲学性的思维方式。

第二节 | 理性主义与经验主义

一、哲学史上的理性主义与经验主义

谈及命题证成,不得不从哲学史上的理性主义和经验主义谈起。对于理性主义的代表柏拉图而言,知识需要通过克服"生成世界"(the world of becoming)才能达到,所谓生成世界是不断变化的经验世界,而真正的知识应当是确定无疑的、肯定的且普遍的,在所有的场合和时间对于所有人而言都是同等适用的。对于理性主义者笛卡儿而言,真正的知识应该是自明的,这样的知识需要具备清楚和明晰的(clear and distinct)特征,并且对于理性主义者而言知识的证成必须是严格意义上的理性或逻辑事实。具体而言,理性主义者认为数学就是一种知识的典范形式,他们更喜欢将其看作一种直觉的知识;理性主义者认为存有所谓内在观念或先天观念(innate ideas),这些内在观念构成了内在知识,无需借助于经验的证成。注意,无需借助于经验的证成并非完全不来自经验,它们可能由经验引出,但不由经验决定。不管是直觉知识还是内在知识都基于演绎(deduce)的模型,或者在认识论上称为基础主义(foundationalism)的模式,这种模式认为知识可以从一个确定无疑的前提出发并且经由演绎的方法得到。相反地,经验主义者则认为不存在所谓的内在观念,因此知识证成的关键在于寻求经验证据的支持,而不仅仅求助于演绎的方法或依赖于确定无疑的前提。

二、医学上的理性主义与经验主义

医学上理性主义与经验主义的争执由来已久。与人们现在的印象可能恰好相反,基

于经验的医学(empirical medicine)其实是在当代理性模式医学(contemporary rational medicine)之后很多年才被逐渐接受的。当然理性主义本身就是生物医学模式中很重要的认识论成分。只不过，所谓基于理性主义的诊疗法只有在其被证明能用于全部的疾病组分之后才可以说是真理，这意味着无论如何当代医学的认识论仍在很大程度上由经验主义及其背后的技术所推动的。由于科学和技术的进步，使得医疗科学和实践能够在思维和方法上都获益。临床上各种检查、检测技术的广泛使用，随机对照临床试验的实施都使得当代循证医学成为可能，而循证医学恰恰是基于经验的科学。

　　然而，在经验主义和理性主义之间的论争并未能解决究竟应该如何证成医学知识这个问题。事实上两者对于医学实践而言都非常重要，于是问何者优先的问题显得不合时宜，更好的追问应是，有没有方法能够尝试将两者融合。范吉恩(Van Gijn，2005)提出一个所谓的"经验循环"用于解释医学知识的生成(generation)和证成。比方说，病理生理学上的理性推理可以首先生成假设，这一理性过程的内容被实验室结果驱动后，这一假设便会被导向临床试验，并且有了临床试验结果之后，又能够丰富病理生理学的理论。这意味着医学知识的产生是一个持续的过程，经验性的结论又可以引发理论的丰富，这些结果也不是最终的结论，它会再进一步呈递给试验来检验，如此反复。

　　从演绎逻辑和归纳逻辑的角度来看，医学理论可以推演出相应的预测性论断，这一预测性论断一旦被观察所证实，原来的理论就能够继续保持其理论的地位；如果有异常现象，即当观察的现象不能被预测所解释，那么就意味着需要修正原有的理论来适应新观察的现象。新修正的理论可以进一步被经验所检验，从而决定是替代原有理论还是补充原有理论。

　　也有人将经验主义和理性主义的区分看作认知过程的不同成分，即将经验的部分看作感性的或经验性的活动，而将理性的部分看作理论性的活动，进而就可以认为这两者由于在工作角色上的不同与互补，也是无法非此即彼的。在理性主义者看来，经验性的活动尽管有用，但只能提供证据，却不能单方面构成知识。在某种程度上，在这些证据中，所有的证据都是价值负载的，但还是有程度上的不同，而这就决定了其性质的不同，即有些只能是异常现象的证据，而有些是对于预测性论断的检验。

　　在医学知识中，尽管经验性的证据诸如临床试验结果、医学检查结果等构成了正当化医学判断最为核心的部分，但是仅仅依靠经验证据并不充分，理性主义的思维起到了非常重要的框架作用。在生物医学模式中，尽管医学命题知识的来源仍是经验性质的，诸如实验室检查和临床试验等结果，但认识论性质的论断必须依赖于医学命题知识之间的逻辑关系。在医学实践中，每步诊疗都需要借助于基于逻辑规律(演绎逻辑和归纳逻辑)的推理。

　　范吉恩还认为医学中的逻辑推理能够填补纯粹经验主义带来的空白。这是因为逻辑推理不像我们通常所认为的那样仅仅处理命题之间的关系，也涉及通过更为微观的层面来分析医疗数据和观察。这是因为事实(facts)不等于纯粹的经验数据或观察，而是已经渗透了人类解释的经验数据或观察。所谓逻辑法则的应用不是单纯发生在已经成型的命题组分之间,而是小到应用于那些构成命题自身的最基本的经验性数据上。原生的经验性数据和观察不是拿来就能用的,也是需要渗透人类解释或诠释的。理性主义同样在进行试验以验证理论或假说上有着重要的作用。在开展任何一个新的试验之前,比较明智的做法是基于之前的生物医学理论和事实做出关于新理论或新假说的演绎性推论,然后再用试验来验证这一新理论或新假说。在这种情况下,新理论或新假说既可以被证实也可以被证伪(falsification)。只不过这种办法也有它自身的问题,所谓证实和证伪的过程并不同想象中那样清晰和直接。比方说,蒯因和乌利安(Quine and Ullian,1978)认为在理论背后的那些假设本身已经构成了一个"信念之网",并且即使被证伪了,科学家还是能够事后杜撰出一系列假说来修补原有的理论。

参考文献

[1] Audi R. Epistemology: a contemporary introduction to the theory of knowledge [M]. 3rd ed. New York: Routledge, 2010.

[2] Quine WV, Ullian JS. The web of belief [M]. 2nd ed. New York: Random House, 1978.

[3] Van Gijn J. From randomized trials to rational practice [J]. Cardiovasc Dis, 2005,19(2): 69 - 76.

第四章 统计推断

第一节 描述统计与推断统计

生物医学中的假设与试验或临床观察并不总是同自然科学中那样清晰和直接。而在理论假设和观察结果或临床观察之间究竟有多大程度的吻合,则一般需要借助于统计学测试和分析。统计学是对于随机过程的有限样本及其特征的推断。目前使用的统计一般是描述统计和推断统计。描述统计方法主要描述人群的特征,而推断统计主要则是研究者设计一个研究,在此研究中观察是从这一设计研究的人群样本中做出来的。我们在常见的统计学中看到的手段诸如 t 检验和卡方检验都是用于决定推断出的结论是否可靠。

描述统计通常会涉及两个组,一个是控制组,一个是对照组。描述统计关心的核心问题是两个组之间有无明显差异。具体操作是计算一个可能性的值,即 p 值。首先形成一个默认假设(null hypothesis)和一个对立假设(alternative hypothesis),前者认为在控制组和对照组之间没有差异,后者则认为有值得注意的差异。具体而言,在医疗中的应用就有可能是检测一个药物在用于控制组和对照组时有无差异。当数据都收集好了之后,统计学家就来计算这两组之间有无统计学差异,如果有,就否定默认假设,转而接受对立假设,这就意味着,用的药物的确是起了作用的。当然在这里也可能会有差错:①第一种类型的差错(type Ⅰ error)指的是实际上控制组和对照组没有区别,即默认假设应当被接受,结果却被错误地否定了;②第二种类型的差错(type Ⅱ error)指的是实际上控制组和对照组是有差别的,但却被误认为没有差别,错误地接受了默认假设而否定了对立假设。相对而言,第一种错误的危害更大,可能导致在患者身上错误地用药。

频率主义(frequentism)和贝叶斯主义(Bayesianism)在当代作为两种互竞的统计学推断理论而占据主流。对于 20 世纪的大部分时候而言,频率主义更受到青睐,但是现阶段而言,学界似乎更加倾向于贝叶斯主义,主要原因是很多人认为贝叶斯主义考虑了主观因素在内。两种理论在基本的问题上差异比较大,并且对于个别推理而言,也确实能够各自达到不同的结论。尽管在那些从事实践活动的科学家眼中频率主义更为流行，但是贝叶斯主义被多数哲学家所拥护，并且目前在流行病学家和其他医学科学家那里也比较有影响力。

第二节 | 统计推断的两种理论

如此论述似乎比较枯燥，我们可以从关于一个能够"读心"的死亡三文鱼的例子开始来引入关于统计推断的两种理论的进一步阐释。这个例子乍看确实有点古怪，但是很能说明问题。研究者向一条已死亡的三文鱼展示有着不同表情的人的图片，然后用功能性磁共振扫描三文鱼的脑子。他们发现当三文鱼看到有着特定情感的人的图片时，其脑部的区域被刺激了，并且这一发现事实上在统计学意义上是极为显著的，因为它 p 值小。从统计学角度看，p 值小一般是好事情。但这个实验明确告诉我们发现本身很具有统计显著性其实是没法获得什么有用信息的，总不可能是我们应该得出结论：这个死的三文鱼能够在其看到的照片之中推断出人的情感状态，这是很荒谬的。但此刻，如果你觉得死亡了的读心三文鱼这个实验不晓得能够推出什么，那么对于这两种统计推断学说的理论基础介绍也许能够澄清一些东西。

一、贝叶斯主义

（1）贝叶斯主义的核心特征是，它源于一种对于概率或可能性（probability）的主观诠释，它认为我们的信念能够以概率的方式被模型化。对于贝叶斯主义者而言，概率反映出来的是我们关于世界的认识之不确定性的程度。即如果你完全不相信一个假说，那么也就是说你将 0 的概率赋值给了假说；如果你关于假设是确定的，这意味着你将 1 的概率赋值给了它；如果你关于某个假说犹豫不决，一半倾向于假说，一半倾向于其反面，即赋值 0.5。

（2）对于贝叶斯主义而言最为重要的概念叫作"条件性概率"（conditional probability）。条件性概率采取这样的一个表述方式："在给定 B 的情况下，A 的概率"。比方说，给定我在香港的情况下，问外面刮台风的概率。为了能够表达条件可能性，一般写作 P(A|B) 来代表"给定 B 的情况下，A 的概率"，注意条件在后，被考察概率的现象在前。

（3）大部分贝叶斯技术方法都源自一个基本的数学定理，即贝叶斯定理（Bayes' Theorem）。它作为工具可以应用到不同的事件上，比如一个人患上新冠肺炎的概率 a 和一个人发热的概率 b。由于患上新冠肺炎的人通常发热，所以 a 和 b 是有互相影响的，因为 a 和 b 不是客观描述的概率，而是我们对于这两个事件发生的概率的信念程度。

我们关于一个人发热的概率 b 的知晓或了解会影响我们对于一个人是否患新冠肺炎的概率 a 的判断,而事实上我们确实在给定 b 的情况下推算这个患者患有新冠肺炎的可能性(likelihood),如此,P(a)就是一个基础发病率,即人群中一般而言的新冠肺炎发病率,而 P(a|b)就是在发热的情况下患新冠肺炎的可能性。实际上,不仅在现实的医学语境中这个工具可以用于帮助实现筛查和诊断,在科学哲学那里,这个工具一直被应用,比方说,模型化科学推理和定义诸如因果性和解释的科学概念等。贝叶斯定理则是一个强有力的定理,能够帮助用于分析条件可能性。在教科书上或者在网上很容易找到贝叶斯定理的简单证明,参见以下公式。

　　A. P(A | B)＝P(B | A)P(A)/P(B)

　　贝叶斯定理对于科学性推理而言是很有用的,因为当我们能够获得证据(E)来作为条件性可能性时,就能够表征关于假说(H)的推理:P(H|E)。科学性推理可以根据贝叶斯的定理被模型化,参见以下公式。

　　B. P(H | E)＝P(E | H)P(H)/P(E)

　　等式左边的叫作"后天概率",它代表一旦你得到证据之后,关于那个假设的最终的信心程度。等式右边的 P(E|H),叫作"可能性",它代表在假设和证据之间的符合程度,因为一些人考虑可能性的另一种方式是它衡量了 H 解释 E 的程度。而另外一个词项 P(H),则叫作"假设的先天概率",它代表了在看到新证据之前对于假设的先天信心程度。最后一个词项 P(E),叫作"证据的先天概率"(或对于证据的"期待"),它代表究竟这个证据有多么惊人或强有力。

　　贝叶斯还有一个较为细节化的版本,也值得读者试着理解。P(E)可以被扩展来给出贝叶斯定理的这个版本,参见以下公式。

　　C. P(H | E)＝P(E | H)P(H)/[P(E | H)P(H)＋P(E |～H)P(～H)]

　　"～H"代表的是"非 H",因此 P(～H)意味着"H 是错的概率"。注意,在这里我们使用概率来模型化关于假设的信心程度或信念本身是怎样直观的。比方说,当你在西雅图(一个非常多雨的城市),那么关于下雨你的信心度或信念程度如何,差不多 70%?若假设(H)为"天将会下雨",那么 P(H)就是 0.7。假设现在你看到窗外的天空有乌云。你的证据(E)就是"外面有乌云"。这有可能会把你关于今天会下雨的信心程度增加到90%;即 P(H|E)将会是 0.9。使用可能性来模型化科学研究是较为合理的,在这里就不赘述过于复杂的细节了。

　　C 公式是贝叶斯公式在全概率准则的推衍,它意味着公式左边的后天概率 P(H|E)可由右边的计算得到,其原因是右边式子的分母中 H 和～H 正好构成了全集。举例而言,假设 H 和～H 分别代表患有新冠肺炎和不患有新冠肺炎这两种互斥的假设,E 代表检测结果阳性,在得到阳性检测结果之后关于小明患有新冠肺炎的信心程度 P(H|E)即 P(小明患新冠肺炎|检测结果阳性)＝P(检测结果阳性|小明患新冠肺炎)P(小明患新冠肺炎)/[P(检测结果阳性|小明患新冠肺炎)P(小明患新冠肺炎)＋P(检测结果阳性|小

明不患有新冠肺炎)P(小明不患有新冠肺炎)]。事实上,方括号里的部分就是 B 公式中的 P(E),即我们对于阳性检测结果的"期待"。

二、频率主义

频率主义也是有关科学性推理的一种统计学流派。对于频率主义而言,最主要的推理工具是显著性测试(significance test)。这其中包含了一个对于实验而言的"默认假设",即在医学研究的语境当中通常指的是这样一个假设——干预是无效的。如果 H 代表认为预防是无效的假设,那么~H 则代表了 H 是错的:~H 是默认假设(换句话说,是关于干预本身对于可测量的结果而言没有什么影响)。在研究得到数据并被收集之后,先能计算出一个 p 值,这就是当默认假设为真时我们事实上能获得的数据的概率,注意这是一个条件性概率,即 P(E|~H)。频率主义统计学家通常认为,如果算出来的 p 值非常低,低于某个规定好的阈值,比方说 0.01 或 0.05,那么默认假设就应该被拒绝。

但比较麻烦的且较具争议的步骤是下一步,即推论出 H。很多频率主义者在这个最后的步骤上颇有保留意见,但是在实践中这种用法却比较广泛。持有反对意见的人认为在上述流程当中,频率主义者的"拒绝或否定~H"步骤和"推出 H"步骤都是无效的。

先来考虑"拒绝或否定~H"步骤。其推理的内在逻辑是:如果 P(E|~H)取值小,就拒绝或否定~H。但这个"如果……就……"判断不见得成立。可以举例来说明这一点。假设有两个罐子都装有不同颜色(白色和橙色)的乒乓球。罐子 1 有 97% 的白色乒乓球,罐子 2 有 99.9% 的白色乒乓球。给你一个罐子,但是你并不知道到底是哪个罐子。你伸手进罐子并且随机拿出一个橙色乒乓球,这就是你的证据(E)。假设你的默认假设(~H)是你持有罐子 1。注意 P(E|~H)的值非常小。但是拒绝~H 将是错的,因为实际上你的证据确认~H 要强于否定~H。橙色乒乓球恰好支撑了你持有罐子 1 的假设强于支撑你持有罐子 2 的假设。尽管你关于默认假设的 p 值很低,拒绝默认假设却是不明智的。

再来考虑频率主义者"接受 H"步骤的推理规则。在有了证据 E 的情况下,如果要接受 H,其实应该来计算后天概率,即 P(H|E),这个值要足够高。但是请回想前文贝叶斯定理的完整版本。为了能够推出 P(H|E),我们需要的比 p 值要多得多,p 值本身只能告诉我们 P(E|~H)。但如果 P(E|~H)非常低,要得出比较高的 P(H|E)恐怕离得还很远。

注意这其中更为重要的是,在这一步被频数主义者忽略的是 P(H),即在贝叶斯主义者看来,那个叫作 H 的先天概率(the prior probability)。此处"先天"不是康德或当代认识论当中的"先天"。这里"先天"(prior)的含义是主观的、有个体差异的;康德或当代认识论中"先天"指的是独立于经验可知的。先天概率是主观的,由一个人的背景信念、在此事件发生之前个人可得的证据,还有个人所认同的理论学说等所影响或决定。先天概率有时也直接叫作基数(base rate)，忽略先天概率的推理就是犯了所谓"基数谬误"(base rate fallacy)。

三、回溯性代祷者的例子

此处引用一个叫作测试"回溯性代祷者"(remote intercessory prayer，即为不认识的人祷告)效度试验(Leiboovici，2001)的神奇例子。在看到关于这个试验的任何证据之前，先问问自己关于这个回溯性代祷者有效性的先天概率是多少。这乍看起来与大家的常识不相符，但凡有些人真的相信这个干预措施有效，大概都需要持有一些与基本的物理定律不相符的信念。比方说，需要认为一个人的行为将会影响过去的事件。但人们多半不信，因此在每个人的主观评价中，这个干预是有效的概率应该非常低，即所谓的先天概率低。不仅如此，这个干预是有效的后天概率也很低，因为不管什么证据被用于试验，不管 p 值是如何低，其后天概率会很大程度上被先天概率影响。本节开篇那个读心三文鱼的例子也是一样。接受"接受 H"(即接受默认假设)意味着相信这个死的三文鱼的大脑能在看到人类情感的图片的时候以数种方式被激活，但是这与我们绝大多数的常识信念都是冲突的，因此从贝叶斯主义的角度看，其先天概率很低。简言之，在频率主义者的推理中"接受 H"(接受默认假设)这个步骤是有问题的，因为它忽略了与 H(默认假设)的合理性相关的很多信息。

这是一个较为迂回的方式来说即便在你被告知了那些测试实验的证据之后，你仍然不相信这个回溯性代祷者的有效性，这也是很合理的，因为这恰恰就是贝叶斯主义者会推荐的做法。同时也要注意到，在关于假设的先天概率的讨论和在前面关于机械论的讨论中出现的相似性。如果我们试图就一个干预是有效的来做出相应推断，一种关于将干预是有效的先天概率带入考虑的重要性的理解方式就是，我们应该把那些干预如何机械地或在病理生理学意义上起作用的知识带入考虑当中。回溯性代祷者的例子展现出，至少在有些例子中，如果不能像黑盒子理论敦促的那样将机械性证据带入考虑，那么就等于承认了基础率的错误。

四、频率主义与贝叶斯主义的比较

频率主义的基本问题在于，它将会导致非常多的假阳性发现，当然它也会导致假阴性发现。以上的观点使得似乎贝叶斯主义要比频率主义更好一些。但是贝叶斯主义有它的问题。也许最大的问题在于如何决定 P(H)的值。贝叶斯主义的批评者认为，在真实的科学案例中，并没有什么客观的方法能够决定这个词项的值，并且取而代之的是贝叶斯主义者必须依赖关于假设的先天概率的主观评估。这种主观性本身被认为是科学推理理论的一个比较强有力的批评，这一点也许在人们看来是比较客观的。作为对于这一点的回应,贝叶斯主义者说这一主观性是对于科学本质的一个非常忠诚的表征,这也依赖于专业技能、判断和其他主观的因素。贝叶斯主义者说,P(H)的决定本身不是完全没有限制的——科学家们仍然不得不诉诸那些原因和证据——但是最终在贝叶斯的推理理论中总有一个角色给主观判断。确实,贝叶斯主义者认为能够明确道出科学推理中主观判断的角色,而不是装作在科学中没有所谓的主观性,本身就是这一推理理论的德性。

基于频数的统计分析在方法论上还有问题。由于我们只给了默认假设和对立假设这两个选项,这意味着其实选择是非此即彼的。然而,频数统计实际上不能给对立假设的真提供确实的支持或论证,这是因为事实上可能会有非常多的、在目前没能一一列举的各种假设。实际上 p 值是针对默认假设说的,而不是对立假设。在实际的统计计算当中,对立假设的确定方式相当简单,它只是因为否定了默认假设才被肯定的。这使得确定对立假设的方式相当粗糙。其次,频数统计针对的是人群而不是个体,p 值的赋值和计算也都不是关于个体而是关于群体,因此实际上对于临床判断而言,医师想要知晓眼下的这个患者的治愈概率,理论上是得不到这个值的。也就是说,对于个体而言频数统计是相当无力的。

另外一种常用的方法贝叶斯统计对于 p 值的定位与频数统计不同,在频数统计那里,p 值代表的是发生频率,而贝叶斯统计这里 p 值代表的是事件发生的确定性估算。也就是说,贝叶斯统计需要基于过去的经验来估算事件在未来的发生可能性,这就关系到评价者即研究者本人的主观估计,与其本人的经验也有着比较直接的关系,并不像频数统计那样看上去比较"客观"。具体的操作是首先基于过去的数据结合当下的证据给出一个有关事件发生的 p 值,也就是先给 p 赋值,接着基于实际的事件发生来收集数据,用这些数据来修改前面预估的 p 的赋值。比如患者主诉"肚子疼",那么基于医学知识和经验,医师想要知道患者到底是患有急性阑尾炎,还是急性胰腺炎,还是不明原因的腹痛。首先基于过去的知识和经验,我们有一个关于这三者各自发生的概率的数据,比方说三者发病率分别是 30%、5%和 65%。接着医师查看是否有反跳痛,基于过去的数据,比方说,过去确诊的三种疾病中出现反跳痛的概率分别是 80%、15%和 20%。所以估算这三种疾病的 p 值分别是 0.64、0.02 和 0.34,一般而言医师应该基于这种推理认为急性阑尾炎的可能性较高,除非还有其他可以排除掉这一结论的证据或者有提示有其他可能性的证据。总体来说,贝叶斯统计在医疗实践中要与实践推理的步调较为一致,因为其在预测结果上能够结合进过去的经验而更为准确,另外它不是非此即彼的,不像频数统计里只有一个对立假设,它可以容纳更多的可能性,可以对不同药物或治疗方法进行比较。

参考文献

[1] Leibovici L. Effects of remote, retroactive intercessory prayer on outcomes in

patients with bloodstream infection: randomised controlled trial [J]. BMJ, 2001,323(7327): 1450 - 1451.

[2] Stegenga J. Care and cure: an introduction to philosophy of medicine [M]. Chicago: University of Chicago Press, 2018.

[3] Thompson RP, Upshur REG. Philosophy of medicine: an introduction [M]. New York: Routledge, 2018.

第 五 章　临床判断与决策

　　自 17、18 世纪起,临床工作人员就致力于使医学判断和决策更加理性。首先需要弄清楚的是,临床判断究竟指的是什么? 广义的临床判断主体包括几乎所有与健康事业相关的人员,但临床判断一般只是关系到那些与临床工作相关的人员,更为狭义的定义中,临床判断主体仅指医师,这主要是因为医师是负责临床诊断和方案制订的主要人员。临床判断在性质和内容上都区别于在生物医学研究和相关政策分析中所运用的判断。临床判断,在较为狭窄的定义上,可被理解为在鉴别诊断、启动诊疗方案、沟通诊疗方案或者在预后上进行沟通的过程中所涉及的那些彼此性质不同的推理的集合(Upshur and Chin-Yee,2017)。为了解决一个现实的临床问题,能够将不同来源的信息、多种角度考察的限制性条件都包含在一个信息整合过程中,并能在此基础上输出一个行为指引。对于临床医师而言,这是最为重要的技能和品质,除了对于医学知识的掌握和运用之外,它更要求一种类似于亚里士多德意义上的"实践智慧"。

　　当然临床判断并非自身就同时是个哲学命题,它首先应当是一个基于医学科学的判断。当我们从医学哲学的角度来理解临床判断时,关心的是它的哲学部分,而不是科学事实部分。这不是说不用去关心其中的科学事实部分,恰恰相反,没有医学科学自身的事实,即便我们能够找到判断中推理和逻辑的漏洞也无济于事。这对于医学专业出身和哲学专业出身的人都有意义,一个严肃的医学哲学研究者理应不去脱离或违反医学事实来谈论问题,反过来,有兴趣理解和思考医学哲学的医务工作者,可能需要刻意培养自身能够经常跳脱出既有事实来谈问题的习惯。

｜第一节｜临床判断

　　生物医学中的判断与决策的进步实际上是伴随自然科学的进步一道出现的。如今,一般不考虑作为医学实践整体的判断,而是将临床与研究分开考虑。这样做的理由是,当今的研究相较于临床而言需要综合更多学科的进路,诸如统计学、决策科学和认知科学等,这使得研究相关的判断更为复杂且依赖于医学以外的经验科学,这也使得循证医学(evidence-based medicine，EBM)模式的细节被那些注重认识论层面考察的哲学家所关注。

从认识论的角度而言，所谓临床判断指的是对于证据、数据或观察的评价与评估，以便于分辨或者决定一套行动的路径出来，从而进一步用于指导决策。判断需要某些对于特定问题的反思性回答，它与一个判断主体已然形成的认知框架紧密相关，即：第一步通常只是形成经验，与被给予的数据和观察相关；第二步才是运用智性能力对于数据或观察的理解；到第三步才会问出反思性问题，即质疑事实是否如此。罗纳根(Lonergan，1992)说，"判断是一系列行为中的最后一个，它始于经验的展现，然后借由理解力推进，最后达到反思的阶段，即要么肯定，要么否定。"但我们如何知晓一个人所把握的证据足以做出一个判断呢？①你可能会发现已经没有进一步的问题可以问了，当一个人持续学习问题的时候，他(她)会越来越具有相关方面的知识，他(她)会对什么是有关这一问题的反思性回答有着越来越充分的理解。②人的智性好奇心会被逐渐满足，这或许是一个证成判断的标志。③当证据充分并能证成一个判断时，人通常展现出一种能够做出明智决定的能力。当然这听上去仍相当模糊，这样的描述并没有给出一个具体的指引来判断证据是否足够可以用于做出临床判断。

一、临床判断的不确定性

事实上，临床判断就是具有不确定性。正因如此，希波克拉底才会说"生命苦短，艺术长久，机会飞逝，经验可错，判断困难"。加拿大安大略 Markham Stouffville 医院的莫根施特恩医师(Dr. Morgenstern)说："医师并不做出确定的诊断。我们的患者却是在一种幻象下认为我们确实可以。医师的职责在于确定疾病的概率，即便是在其发展得最好的时候也是如此。"

(一) 临床判断与精准判断

心理学家迈尔(Meehl，1954)将临床判断和所谓精确判断(actuarial judgment)做了明确的区分，在这个区分中术语的选择似乎就暗示临床判断不够客观之嫌，他也的确认为临床判断是主观的，而精确判断则是客观的。以客观与主观的二分法为例，他认为统计的或精算的方法远胜于直观的方法。一般而言，统计方法先将临床数据汇总起来，然后与精算表格来对照，从而判断一种疗法如何能够更好地在患者身上起作用。但相信临床方法的人认为没有一种图表或计算能够替代一个敏感医务人员的丰富经验。但迈尔认为只有统计分析才能显示得出某种特定治疗手段在临床上是否有效果。这意味着与他意见一致的人大多认为应该用所谓客观的数学、统计或精算模型来替代偏主观和直觉的判断。真正使得统计或精算方法有用的是其线性模型，这一模型虽然强大却未必总是有用。

长久以来，临床判断由于没有借助于大量的数据和统计学帮助，确实更容易产生偏倚。现今借助大数据、人工智能技术的决策,部分临床判断或诊断确实更为精确和快速。数据科学和技术的应用可以提升诊断效率和提供更好的治疗方案,一些由这些应用而来的标准化方案也得以广泛应用。一种呼吁在临床判断实践中引入相应的客观证据或程序来辅助的实践是可取的,只不过这种关于临床判断和精确判断的二分法未免过于简单。虽然大部分循证医学的动力都在于将医学推进向更为精准的方向,但无可否认的一点是,临床判断不因自身的主观性就具有任意性,很多循证医学的支持者都意识到临床经验对于临床判断的重大作用。有关临床判断的数学模型无可避免地是不完整的,有太多其他属性并没有被描述。吉德(Gedye,1979)认为,任何一种试图将复杂、丰富的临床活动形式化的处理都会将活动本身带回那些不怎么灵活的概念中去。当然也存在一些判断本身是超越所持有的临床数据和观察本身的。

恩格尔哈特作为最早将科学哲学的洞见带入医学哲学的人,早就意识到了临床判断的诸多面向。他观察到,“……临床判断在其丰富且完整的意义上承载价值,包含伦理的和道德的价值……在学习医学知识的时候,在分析临床判断的时候……对此的领会很可能在一般的意义上启发我们关于科学和技术的理解。也就是,对于医学的理解能够促进我们关于科学和技术的理解,在后者那里事实与价值的相互作用没有那么明显”(Engelhardt,1979)。恩格尔哈特认为,关于临床判断的研究实际上是长久以来力图使得医学更为理性的传统的一部分。长久以来,医学推理早就弃绝了那些纠结于疾病的形而上学概念的做法,而是强调在长期的医学实践中医师能够通过密切的观察和诊查患者来增长专业经验。在他看来,临床判断确实较为模糊,它究竟是指判断能力,还是指这一能力的经验性起点? 前者说的是做出判断或做出区分的能力,从而能够就患者的疾病状况做出结论,以及决定哪些治疗步骤可以采取;后者指的是前者所言的那种能力的经验性起点。

从这种意义上而言,临床判断并不能与所谓的精确判断完全切割开来理解,尽管关于所谓医学经验的本性这一点没有什么共识,但是像迈尔那样直接将临床判断与精确判断当成主、客观区分的,似乎走得太远。以现在从生物医学模式和人文医学模式区分的角度看,在传统生物医学模式下,一般而言临床判断更为符合逻辑规律且更关乎科学推理;但人文医学模式下,就不能仅仅依靠规则和算法,它更多地依赖于实际经验,甚至直觉和心照不宣的知识。因此生物医学模式下和人文医学模式下的临床判断和能力的起源都不尽相同。通常人们在理解这一差异时,会倾向于将其归类于客观与主观知识或者艺术与科学的对立,但这种简单的类比有时会构成理解两者关联的障碍。

(二) 医学中艺术与科学的二分

索伯认为在看待医学时,艺术与科学的二分法是虚构的。很多人认为医术就像一门艺术,熟练的医师能够以一种直观的、非逻辑的方式来解决医学问题,但这可能是一种误解,因为不管直观多强,基本的问题解决还是需要依赖于常规步骤。即使是认为患者个体的特征在某种程度上被夸大了,科学自身作为一种抽象的或概括化的存在,仍不能表征世界的全部。临床判断的另外一面是将情感状态带入考虑,只不过情感也被认为具有认知意义,并不被认为绝对无序的或者难以把握的。同样,质性与量性之间的二分也被认为是可疑的,质性并不总是想象中那样不精准。索伯本人倒是主张一种更为信息化的看待临床判断的方式。这一路径既整合了心理的,也整合了逻辑方面的特性。简单而言,就是将临床判断看作发生在一个信息处理系统里面,这个系统的输入是观察到的患者信息和实验室数据等,输出则是专业的鉴别、诊断。这样看待医学判断的好处是,既可以将它看作艺术,也可以看作科学。

人文医学模式下,临床判断与决策需要将患者本人的主观体验和叙事考虑在内,而不仅仅是对一个客观的生物医学报告的信息处理。坦白说,无论是生物医学模式还是人文医学模式,临床判断和决策的过程差别并不大,无非是收集数据、观察、形成假设并测试或验证,最后再做出治疗性决策。这两种模式的差别主要在于其使用的判断依据到底是侧重于逻辑还是直觉,通常生物医学模式会侧重于逻辑,而人文医学模式会侧重于直觉,但注意这两者不是互相排斥的。

与恩格尔哈特同样对医学哲学影响巨大的佩莱格里诺(Pellegrino,1979)认为临床判断本身的目标是朝向行动,这意味着需要做的是将所谓普遍性应用到个别的例子上去,而医师本人也必须常常在未获得完整信息和诊断、预后的各种不确定因素情况下做出判断或决定。在佩莱格里诺看来,这个步骤可以简化为三个问题:①到底哪里出了问题? ②可以做什么? ③应该做什么? 在第二和第三个问题之间有一个比较大的跨越,而这个跨越恰恰是完全客观中立的判断难以触及的。

被誉为流行病学之父的范斯坦(Feinstein,1967,1994)也认为存在一种中立的视角来看待在临床判断上关于艺术与科学的二分法。范斯坦曾经在循证医学运动中起到了极为重要的推动作用,有趣的是,随后他也是这场运动的批评者。他认为临床判断牢固地奠基于临床观察和检测之中。其基本的看法是临床判断从总体上而言是一个基于可得证据的逻辑推理过程,这意味着我们可以去除围绕临床判断神秘性的那些干扰因素,他相信在数学、逻辑等的帮助下,临床判断的科学性可以被重塑;而在传统上基于科学合理性来看待临床判断的尝试失败了,是因为人类观察、数据和相应决策的复杂性。范斯坦认为可以将这些复杂的东西区分开来,比方说,将不同类型的观察和认知数据分开,例如将观察数据中有关疾病的和宿主的信息分开,或是将治疗性的决定和环境因素方面的决定分开。总而言之,临床医学工作者基于自身的专业素养和经验应该知道如何区分这些因素。一般而言,涉及对于疾病经验、宿主以及环境性决定描述的观察都属于临床数据中偏艺术性质的,而涉及疾病自身以及治疗性决定的大多是偏科学性质的。由于临床实践者对于这些信息的处理由其自身的智性和知识决定,临床活动本身也如同更广义的人类活动一样,很难清楚地知道艺术与科学的界限在哪里。厄普舒尔和千义(Upshur and Chin-Yee,2017)认为在循证医学的发展运动中,范斯坦已经很清楚地意识到了那些相对客观的临床测量方法只是治疗推理的一个进路并且那些同样重要的"环境"数据被遗漏了,但他的这一洞见长久以来被忽视了。

二、临床判断中的默会知识

临床判断之所以被认为是"神秘的",还因为存在一种被认为是默会的知识(tacit knowledge),这一知识似乎不能很好地被归类。戈德曼(Goldman,1990)认为在临床实践中存有这种知识。如果临床判断如同范斯坦所言,确实可以在循证医学的这种思路下变得更为精确。那么,临床判断作为一种外显的(explicit)知识就能被还原成规则、形式模型和计算机模拟等。但戈德曼认为这其中存在着一种默会的面向,所谓默会知识可能是以一种无意识的方式被持有。比方说,外科医师缝合时,总知道自己应该使上多大力气或者在鉴别诊断时候总能做出比较有效率的排序。在临床判断中,无论是物理性或身体性的技艺还是认知性质的技艺,都是默会知识,这种知识对于外显的或显明的知识起到了必要的补充作用。在戈德曼看来,如果外显知识是"知晓是什么"(know-what)的知识,那么默会知识就是"知晓怎么做"(know-how)的知识。这两者的区别与知晓交通规则、开车程序步骤,和实际上知道怎么开车之间的区别相仿。尽管医师可能积累了专业知识,比方说知道了医学实践中应该遵循的规则,但究竟何时应该使用哪条规则不是自明的。需要有默会知识才能知晓哪条规则在哪个场合是适用的。

默会知识这一类型的辨识似乎有利于跳出主观和客观知识两者区分的窠臼。与戈德曼一样,斯克里文(Scriven,1979)也认同存在默会知识,他认为这里面不仅仅包含着知识及其核心的直观能力或逻辑能力,而更多的是技术或技艺。他的观点中值得一提的是,他认为在临床判断中使用的逻辑能力不同于数学中的逻辑能力,所谓临床逻辑不是一种抽象的逻辑推理,它需要将不同面向的信息全部整合起来输出一个最终用于决策的临床判断。虽然这种临床逻辑也需要运用基本的步骤,比方说,将诸多相关变量整合并估算出结果。但总体而言,似乎这种临床逻辑并没有办法还原或被描述为规则或原理,这意味着在认识论意义上,临床判断中的估算结果很有可能是极不精准的,但似乎只能做到如此。临床判断是一个相当复杂的过程,它是将临床实践中那些与患者个体相关的考量整合起来形成的,这其实与医学实践的不确定性特征一致。由于信息的不完整、纯粹逻辑推理的困难和已有医学知识中因果模型的不确定,临床判断早已超越了单纯的科学判断。"不确定性在医学中是固有的。它发生在临床实践和研究的每个层面上。它有着多种原因,对于决策、医疗照护的质量和患者管理都有着重要的启示作用。这对于医学实践而言将是一个核心的特征。"(Djulbegovic,2011)并且正如佩莱格里诺表述的那样,临床判断不可避免地包含了价值判断,这使得临床判断的不确定性又加了一个层次。临床判断的不确定性会否因为医学知识的不断增长而逐渐被消除?一种对于统计推断和逻辑推理发展趋势的乐观态度也许会使得人们认为,在未来这种不确定性会由此逐渐减少,但即便在纯粹涉及事实部分的确定性能够得到增强,涉及规范性的(normative)部分如何得以确定仍是一个问题。

三、临床判断中的价值维度

爱尔斯坦(Elstein，1976)给出了一个较为全面的标准用于判定临床判断的质量：①排在首位的就是情感敏感性(affective sensitivity)。这意味着好的医师不仅能将临床数据和观察即生理性和病理性因素考虑进去，还能够将患者的情感需要和在患病及治疗过程中产生的心理和社会问题考虑进去。②一个好的临床判断还需要医师具有评估不同原则的能力，这意味着在某个特定情形中适用某个特定场合的原则要被选择出来。医师需要知道这一选择意味着什么，知道这样选择的理由是什么。这一点的逻辑类似于中国文化中的"知其所以然"的要求。在临床场合，常常会有多个原则都可以适用于当下的情境，但它们彼此之间可能是相互冲突的，一名好的临床医师需要能够做出合适的判断而不是完美的判断。倘若一名患者同时有充血性心衰和大量失血的情况，这一冲突的解决需要医师做出当机立断的决定。③好的临床判断标准还包括能够选择合适的诊断假设或治疗方案，还需要将可能给患者造成的危险因素考虑在内，这些危险因素包含在诊疗过程中出现的身体性疼痛、经济负担和精神心理影响。

作为对于综合了事实和价值或规范性成分的临床判断的回应，一种基于美德伦理的框架应运而生。古典意义上亚里士多德的"实践智慧"启发了众多哲学家。实践智慧或实践理性被认为能够从人文医学角度入手来解释或捍卫临床判断，这一观点的持有者包括约森和图尔明(Jonsen and Toulmin，1988)、佩莱格里诺和托马斯曼(Pellegrino and Thomasma，1981)等人。医师正是借助于这种实践推理或实践智慧将自身的知识和经验与每个患者的特点和情况相结合。实践推理的关注点不在于达到某个一般性的进而可推广的结论，而是只为了获得当前这个患者的信息的全貌。但基于美德的实践智慧看上去只是个美好的理念，而不是实际意义上具有可操作性的指引。也有人认为在临床判断中应用的并不是实践智慧，而只是被亚里士多德称作"techne"的"技艺"，实践智慧被认为与更为广义的"好生活"相关，而不是与促进健康相关。

四、临床判断中的叙事推理

也有一些尝试被认为对于获得更为整全的临床判断信息而言确实有所助益，比如，叙事推理作为当今人文医学倡导者尤为注重的临床推理模式，对于临床相关信息的获取能够采取一种更为全面的视角。好的临床判断是一种审慎，尤其是关于患者的健康与疾病方面考虑的审慎。临床医师做出好的临床判断，应该能够如同地图般给予患者相对清晰的指引。一个好的临床判断，应该是这样的一个复杂过程，它最终应该能够产生对于患者而言最为合宜的临床结果。正如前面所述，叙事推理正越来越被看重。从前生物医学为了成为一门严格的科学而拒斥的那些要素,诸如个体轶事、疾病体验、对于自身情感生活的感知和对其他人生活的参与等,恰恰是对于临床判断而言极为重要的部分。在叙事医学进路下,尽管得到可被一般化的结论对于医学科学的进步而言具有重要的作用,关于患者个体独特价值观的理解和建立在此理解基础之上的临床关怀对于形成临床判断而言更为重要,理解个体才是医学首要的道德和智性目标。患者自身疾病体验的特殊性和个体性可以通过叙事推理而决定,那些从前被认为不重要的轶事传闻等在人文医学倡导者这里不仅不被认为是偶然的,反而是更为本质性的。有关个体的叙事在解释眼前的这个患者为什么患病上可以提供关键的信息,这些更为个体化的特征描述并不是可有可无的信息。

| 第二节 | 临床决策

临床判断还只是停留于对于临床证据的评估,临床实践中最难的是要基于判断而做出切实的行动,这就是临床决策。收集到的实验室证据连同其他临床数据一起——无论如何区分这些数据,主观的或客观的、科学的或艺术的、事实的或价值的——应该形成某种治疗性决策,才能算是完整的。罗纳根(Lonergan,1979)认为,认知结构中必须得包含"决策"这一步骤才算是完整的,因为只有经由决定或决策这一步才能彰显人的本真性(authenticity)。即唯一不能被诸如基于人工智能算法的决策机器替代的就是决策这一关键步骤,因为决策能够体现人作为人的本质性特征。但这么说,在操作意义上似乎又将决策推向了某个神秘、难解的方向,不可否认的是,尽管决策本身具有某种一般性的存在论特性,临床上的决策更多地要依赖于形式化的决策分析,即依赖于特定的决策模型。这些决策模型需要我们使用相当多形式化的图表和算法,在当今则更多地借助于计算机科学技术。因此当今的临床决策核心不在于如何以有限的人脑能力来整合海量信息,而是在于决定选取哪个行动,以及究竟哪个行动对于患者而言是最好的选择,这一点更突出了关于患者个体的特征性描述和理解的重大意义,突出了判断和决策当中与价值相关的或规范性的组分。

一、临床决策的要素、模型与步骤

好的临床决策依赖于很多因素,但也可以只做一个简单的划分,将诸要素划分为两类,一类与对患者的各种状况的了解程度相关,还有一类与医者自身医学知识和其他相关知识诸如心理和社会等知识的综合应用相关。马库姆用卡西尔(Kassirer,1976)的一个例子来引入说明临床决策模型。

> **案例**　24岁女患者于2年前由于双侧肾上腺皮质瘤而移除了双侧肾脏。最近她又接受了肾脏移植,切除了脾脏,并接受了克雷伯氏菌引起的脓毒症和肺炎的治疗。但又由于高热、呕吐、腹泻,她被收治入院,并被发现左肺有啰音。渐渐地,她的症状变得更为糟糕,并且有左上象限的严重腹部疼痛并放射至左肩,全身性腹部压痛,肠鸣音减少,左胸夹板疗法,左胸膜运动严重受限。白细胞计数是8 900。最初的诊断是膈下脓肿,这是膈下逐渐积累的含脓渗出液导致的。

在分析案例之前,首先来看兰索霍夫和范斯坦(Ransohoff and Feinstein,1976)如何详细地给出了关于临床决策步骤的。他们认为这里的步骤一般包括:①对于临床问题的清晰描述或呈现,这通常以数学模型来呈现,比方说最为常用的模型——决策树(decision tree);②将关于未知事件的各种客观或主观的概率赋值给决策树;③给各种预见的或期待的成果赋一个所谓"效用"值,需要注意的是,效用值在很大程度上受个体影响较大,这既有来自患者本人的影响,也有来自医师个人价值观的;④给决策树的各个分支计算出其预期的数值;⑤选择最高效用的分支。

尽管整合了关于预期的评价,兰索霍夫和范斯坦的临床决策模式看上去仍较为客观中立。在人文医学模式下,个人价值观或偏好在计算结果时占的比例会被适当加大。所以会出现这样一种特殊的情况:即尽管计算出来的效用值大,但是由于其与个体价值观不符合而不被采纳。还经常出现患者和医师在同样的问题上出现价值观不一致的情况,这时考虑患者本人的价值观就显得更重要了。当然这一点并不是自明的,它预设了一个"尊重自主权"的医学伦理学原则,而这一原则与医学实践中长久占主导地位的家长主义相对,后者也不只是简单地一种历史遗迹,而是一直与尊重患者自主权的考量处于张力之中。为了能更为准确地知晓究竟个体的价值观如何影响最后的决策,都必烈和麦克尼尔(Doubilet and McNeil,1988)曾经提出增加一个敏感度分析的步骤,从而在前述的兰索霍夫和范斯坦提出的前三个步骤中系统地改变前提和价值观,以便知晓当这些前提和价值观变化时,决策的敏感度究竟如何。

二、决策树模型

最近几十年有相当多的临床决策模型被提出,但不管决策过程是多么不同,总归要包含几个经典步骤,譬如以决策树的形式将问题以结构化的方式呈现出来,基于可能性或概率赋值,再去计算价值或效用值。扎林和波克尔(Zarin and Pauker,1984)总结出四种模型,其主要区别在于输入信息的来源或整合信息的来源上,来源的细分可以使得医师和患者在不同程度上参与到决策中来。

具体来说,传统、经典的家长主义模型中,医师既是输入信息的来源,又是整合信息的来源。①有的模型可以整合患者进来,从而满足其知情同意的要求,这种情况下患者可以知晓全部信息,但在做出决策时仍保持被动状态,医师仍然占有较大的主动权;②有的模型是医师告知患者信息,但患者决定使用哪些信息以及决定谁作为整合信息过程的来源,这个模型赋予了患者较大的自主权,但由于患者的专业知识程度有限以及其他个人主观因素,可能会造成决策上的失误,当然也有人会认为在这个将主观因素已经纳入考量的决策模型中判断所谓失误是不妥当的;③还有一种模型更为混搭,是医师负责前两种信息来源、决定决策树的结构和整合诸结果的可能性,并且也负责告知患者,但患者必须负责第三种信息输入来源,以及计算结果的价值或效用值,这种情况下医师仍是整合过程的来源。一般人们会倾向于认为这里叙述的最后一种模型是最合适的,因为它既整合了医师的专业知识,也整合了患者的自主自愿。

　　现在再回头来看前文那个 24 岁女患者的例子。这一决策的关键在于诊断的不确定性,因此面临的问题就是,是否要施行手术来将含脓渗出液放出。如果运用决策模型,可以设定在决策树的分支上有两个分支:第一个分支代表选择手术,第二个代表选择不手术。在不确定诊断的情况下,患者患膈下脓肿可能性是 28%。注意对这一数据的解读是:可以估算,在临床上有 28% 的人与这个患者的临床表现类似的会有膈下脓肿,而 72% 的人没有。在我们的决策树上有两个分支,一支代表外科可矫正的脓肿,另一支则代表无法矫正的类型。脓肿被治愈的概率一般可以从医学文献当中获得,虽然文献中的数据也具有不确定性,可以暂且认为这是仅有的较为合理的途径。下一步则是为了能够达到最佳决定而计算各自分支上的效用值。最好的结果是自愈性脓肿,即无需手术治疗的,这种对患者伤害最小且在医学上的损耗和成本都较小,由于在当前情况下没有更好的选择了,姑且对于这种情况赋值满分,即 100 分。最极端的糟糕结果则是死亡,赋值 0 分。其他结果可以取介于中间的值。比方说,基于计算可以得到,手术分支的得分是 67.3 分,而不手术的得分是 83.4 分。选择按照这个数值来行动就是采纳这个决策模型的计算结果,即不手术,只采取保守的治疗手段,比如抗生素治疗、补液以及鼻饲等。这里有可能有三种情况出现:①患者就此慢慢好转,这个决策树的模型就到此为止了;②患者的状况好了不少,但随后的一段日子却又恶化了;③患者病情直接恶化。这时就需要重新评估所有情况,基于临床证据诸如白细胞计数、超声影像、CT 扫描、平片的结果,医师重新判断这时的最好方案是让患者接受手术治疗。因此这时关于概率的赋值就要被修改以反映新的临床变化,哪怕这时已经没有案例、数据或方案可以直接拿来借鉴了。如此,决策树计算的结果就和原来完全不同,现在手术分支上的估算值是 41.2 分,而非手术的变成了 27.8 分。当然由于其中各种因素的不确定性,这种情况下是否手术可能仍不能由这个数值所最后决定,如果再带入其他对于个人价值观和偏好的考虑,结果就更难说了。上面的例子看上去较为直观甚至过于线性化了,但现实中的临床决策并不总是这样,有些决策树可以变得非常复杂,会有着各种不同的分支和变体。但有时情况也会随着时间发展变得明晰和简单起来,这时就可以仅仅关注其中的某一个或某几个分支,其他分支可以被修剪掉。当然这种修剪本身不是随意的,而是需要医师结合临床证据、自身医学知识和经验来做出判断。裁剪掉的分支必须具有很明显的特征,比方说,基于其可能性而计算的结果或效用值很明显地低于所期待的值。是否做出裁剪或修剪的这个最终决定,一般而言还是需要依赖于直觉,但这不代表任性主观,这种直观的裁决至少是在一些理性的约束规则下权衡之后做出的。当某个分支的决定必须在可能性与危险性之间权衡时,如果一个分支可能性低但危害巨大,也需要尤为慎重的考虑,不能仅仅因为发生的概率低就忽略或打发掉那种可能性。

三、决策分析的局限性

针对决策分析的批评之声自从卡西尔(Kassirer,1976)发表文章之后便不绝于耳。兰索霍夫和范斯坦(Ransohoff and Feinstein,1976)认为这种决策分析至少有这样几个问题。①所谓的决策树必须得包含所有可能的选项。②文献中的可能性也许对于个别患者而言并不合适,对于医师而言要判断这一文献中的概率是否合适用在当下的患者身上。③所谓效用值到底怎么确定是个问题,这是因为很多重要的结果预期值无法把握或无法轻易度量;不同可能效用之间的比较也很困难,毕竟不同效用有着不同属性且其测量方式也不尽相同。④计算效用值应该由谁来决定。值得商榷的地方还有更多,诸如变量太多或伦理考量未被纳入考虑;与决策分析相关的逻辑规则也不能把握临床决定的复杂性;以及更为一般性的所谓"硬接连问题"(hard wiring problem),这一问题的核心都在于人的认知能力和角度都由进化决定,因此会受制于特定的模式限制。其他因素诸如人格、职业角色、性别等也是影响因素,而这些不能由决策树反映出来。

不可否认,决策分析具有一些自身的优点,因为它至少直接地给出了一个明晰的、可操作的模型,并且这个模型也在一种粗略的意义上符合人们基本的认知模式。埃瑞克和珀利斯特(Erake and Polister,1988)写道:首先,至少决策分析在结构化呈现临床问题上比较明确,它能够以决策树这样清晰的方式给出描述;再次,它具有量化的特征,可能性和期待值都是以数字的方式呈现的;最后,这种决策分析具有一种处方式的本性,它能提供一个相对而言最好的诊断或治疗方式。

总的来说,临床判断和决策是医学中最核心的认识论部分,也是决定临床实践质量的关键步骤。临床判断与决策的做出通常是一个比想象中更为复杂的过程。即便是在一个简单的只有两种选择方案的案例当中,也包含着诸多有关诊断如何做出的认识论层面的问题,在决策树的每个环节确定可能性或概率,以及根据来自医患双方的偏好和预期计算效用值,如何整合、带入和平衡医患双方的价值观,这些都具有相当大程度的不确定性。马库姆将至今在此问题上留有的空白归结到生物医学模式和人文医学模式之争,他认为一般倾向于生物医学模式的人会倾向于选择科学推理模式,这容易导致一种家长主义倾向,因为医师往往发现要把科学语言中的概念和思维等翻译给患者,实在是太费事了；而人文医学模式的拥护者倾向于将患者带入决策之中来，从而保证和提升健康服务的质量，因此叙事医学给医师与患者之间的有效沟通提供了一个良好的模式。

参考文献

［1］ Djulbegovic B. Uncertainty in clinical medicine［C］// Gifford F. Philosophy of medicine. London：Elsevier，2011：299－356.

［2］ Doubilet P，McNeil BJ. Clinical decision making［C］// Dowie J，Elstein A. Professional judgment：a reader in clinical decision making. Cambridge：Cambridge University Press，1988：255－276.

［3］ Elstein AS. Clinical judgment：psychological research and mental practice［J］. Science，1976,194(4266)：696－700.

［4］ Engelhardt HT. Introduction［C］// Engelhardt HT，Spicker SF，Towers B. Clinical judgment：a critical appraisal. Dordrecht，The Netherlands：Reidel，1979：xi－xxiv.

［5］ Erake SA，Polister P. How decisions are reached：physician and patient［C］// Dowie J，Elstein A. Professional judgment：a reader in clinical decision making. Cambridge：Cambridge University Press，1988：379－394.

［6］ Feinstein A. Clinical judgment［M］. Huntington，NY：Krieger，1967.

［7］ Feinstein A. Clinical judgment revisited：the distraction of quantitative models ［J］. Ann Int Med，1994,(120)：799－805.

［8］ Gedye JL. Simulating clinical judgment：an essay in technological psychology ［C］// Engelhardt HT，Spicker SF，Towers B. Clinical judgment：a critical appraisal. Dordrecht，The Netherlands：Reidel，1979：93－113.

［9］ Goldman G. The tacit dimension of clinical judgment［J］. Yale J Biol Med，1990,63(1)：47－61.

［10］ Jonsen AR，Toulmin S. The abuse of casuistry：a history of moral reasoning ［M］. Berkeley，CA：University of California Press，1988.

［11］ Kassirer JP. The principles of clinical decision making：an introduction to decision analysis［J］. Yale J Biol Med，1976,49(2)：149－164.

［12］ Lonergan BJF. Insight：a study of human understanding，fifth edition［M］. Toronto：University of Toronto Press，1992.

［13］ Lonergan BJF. Method in theology［M］. Minneapolis，MN：Seabury，1979.

［14］ Meehl PE. Clinical versus statistical predication：a theoretical analysis and a review of the literature［M］. Minneapolis，MN：University of Minnesota Press，1954.

［15］ Pellegrino ED，Thomasma DC. A philosophical basis of medical practice：toward a philosophy and ethics of the healing professions ［M］. New York：Oxford University Press，1981.

［16］ Pellegrino ED. The anatomy of clinical judgments：some notes on right reason and right action ［C］// Engelhardt HT，Spicker SF，Towers B. Clinical judgment：a critical appraisal. Dordrecht，The Netherlands：Reidel，1979：169 - 194.

［17］ Ransohoff D，Feinstein A. Is decision analysis useful in clinical medicine? ［J］. Yale J Biol Med，1976，49(2)：165 - 168.

［18］ Scriven M. Clinical judgment ［C］// Engelhardt HT，Spicker SF，Towers B. Evaluation and explantion in the biomedical sciences. Dordrecht，The Netherlands：Reidel，1979：3 - 16.

［19］ Upshur R，Chin-Yee B. Clinical Judgment ［C］// The routledge companion to the philosophy of medicine. New York：Routledge，2017.

［20］ Zarin DA，Pauker SG. Decision analysis as a basis for medical decision making：the tree of Hippocrates ［J］. J Med Philos，1984，9(2)：181 - 213.

第 六 章　医学解释与推断

　　知识的意义在于提供解释,医学知识的意义也不外乎于此。日常生活中,当我们发现自己能够解释一个事物或一种现象时,我们随即就拥有了某种知识。医学中需要更多的解释,诸如关于疾病究竟是怎么形成的,为什么某种人群患有某种疾病的比例要远远高于其他人群。提供这些解释除了增长知识以外,更为重要的是其实用性意义,即知识能够用来抑制甚至控制疾病。当然解释也有很多种,取决于解释本身所采取的特定视角。①历史性解释(historical explanation)提供发生在事件之前的前序事件以解释事件本身。②心理性解释(psychological explanation)提供从心理学角度出发对于人动机的解释。③占星学解释(astrological explanation)则依赖于星辰的变化来解释事件或行为。④神学解释(theological explanation)则用神的旨意来解释事件的发生。⑤目的论解释(teleological explanation)则援引目的来解释事件。

　　这些解释看上去似乎都不能提供完全令人信服的理由,其根本原因在于这些解释的解释力(explanatory power)还不够。自然科学中的解释通常被认为具有很好的解释力,因其更多地被自然法则和科学理论所支持。因为理论而得以可能的科学解释依赖于法则的能力与准确性,也依赖于那些可被识别的原因和功能。莱莫恩(Lemoine,2011)认为,医学中令人满意的解释需要满足这几个条件:①包含所有类型的医学解释(分子的、流行病学的、精神医学的、病理生理学的、社会学的……)或者明确地定义出一个更为有限的目标;②如果有的话,声明对于医学解释而言什么东西是最为特殊的,以及这一特殊之处与非医学解释的差别;③说明相对于其他诸如提供证据的活动而言,解释的功能究竟是什么。以下介绍的这些解释框架或模型,多数不能满足以上全部标准。

第一节　因果推理与归谬法

一、演绎-律则模型

　　科学哲学家亨普尔和奥本海姆(Hempel and Oppenheim,1948)引入了一种法则式的(nomological)解释模型。他们认为结论(或被解释物)如同用来描述现象的命题般，能够从前提或被解释物按照逻辑的规律推导出来。被解释物通常具有一些原初条件或基本的科学法则。被解释物可以被一个科学法则所涵盖或所解释，因此这一模型被称作涵盖律模型(covering-law model)。亨普尔和奥本海姆认为这一模型具有如下的框架：①一系列初始条件：C1，C2，C3……Cn；②一系列法则：L1，L2，L3……Ln；③解释物(explanadum)。其中①和②构成了被解释物(explanans)。由于解释物和被解释物之间具有的演绎关系和法则的普遍性，这一模型也被称作"演绎-律则模型"(deductive-nomological explanation，D-N模型)。使亨普尔得出这个结论的著名例子是，1844—1848年奥地利的泽梅尔魏斯医师(Dr. Semmelweis)在追溯产房中群体产褥热高发的原因时发现，病死率较高的一群产妇似乎都在医师和医学生照管的病房，而病死率较低的产妇则是在助产士的照护之下。泽梅尔魏斯医师做了一个假设，认为医师和医学生经常在去产房之前去验尸，因此很可能将一种来自尸体的物质带到了产妇的身体里。做出这个假设之后，他建议在接生之前要彻底洗净双手，这使得后来由医师和医学生经手的那组产妇的病死率大大降低。亨普尔认为这就是科学家如何寻求解释的例子，即科学家去寻找一个假设，这个假设能够解释观察到的事实，并且还能演绎出能够被进一步验证的结论。

沙夫纳(Schaffner，1993)认为D-N模型需要被修改，因为它只说了演绎的关系，而没有规定解释物是被解释物的原因，这意味着有可能出现一种情况：a可以从b中被演绎出来，但是a与b并没有因果关系。比方说，从一个水银温度计的刻度升高，可以演绎出发热的存在，但是温度计不可能解释发热这件事。但医学中如果要求所有的解释都必须是以因果性为基础的，似乎不是很现实，很多我们知晓已久的疾病的真正病因，我们其实并不清楚。沙夫纳(Schaffner，1993)建议，也许我们可以只是在一种暂时的意义上，将这些不具有因果性支撑的解释看作一种临时的替代物。但这种妥协的想法也不见得让人满意，毕竟所谓临时替代解释的作用和位置都很尴尬。除此之外，还有一个反对D-N模型的理由是，医学的解释有很多根本不是在自然法则(laws of nature)的层面上谈医学现象，有一些在D-N模型中可被看作解释物的东西，其实只不过是一系列具有不同程度普遍性的因果句子，这些句子中确实有些比较类似于自然法则，但是另外一些诸如"群体甲容易罹患疾病乙"等概述，尽管具有某种程度的普遍性，但明显不能算得上是自然法则。沙夫纳(Schaffner，1993)提出了一个修改D-N模型的建议：将生物学和医学里的理论都只是看作"中阶"理论("middle range"theories)，顾名思义只是适用于部分人群的理论，但如果这样来理解，就会使得整个模型与法则的关系越来越远了。

二、归纳-统计模型

亨普尔(Hempel，1948)意识到，也不是所有的自然现象都适合用演绎-律则模型来解释,有些现象使用可能性或者统计学法则来描述最为合适。如此一来,解释物和被解释物之间的关系就不是演绎的(deductive)了,而是归纳的(inductive)。亨普尔也把这个模型叫作"归纳-统计"(inductive-statistical,I-S)解释模型。在这个模型里面,解释物是一个普遍化的判断,被解释物也是从解释物中衍生出来的普遍化判断,只不过被解释物的普遍化程度要比解释物的程度弱一些。亨普尔的经典例子是:①那些被链球菌感染的患者被青霉素治疗之后康复的统计学概率接近于1;②琼斯感染了链球菌;③琼斯接受青霉素治疗,这使得他(极有可能)会从感染中康复过来。

　　这里的问题在于,虽然与这个例子类似的解释大量地被使用在医学实践中,但是从这个推理的本质上而言,这不是一个严格意义上的演绎推理,因为这个论断没有必然性。亨普尔指出,I-S解释模型本质上是模糊不清的。可以承认的是,大部分人感染了链球菌接受青霉素治疗之后都会康复,但是也有可能少数人或极少数人感染的那种链球菌耐药。因此关于少数人的解释就同样是有效的,荒谬的结果就是,这时我们就有了两个相互矛盾的解释,不管琼斯最后死了还是康复了都能解释。再比方说,抽烟和罹患肺癌之间并没有绝对的因果关系或决定性关系。如果要知晓在那些每天抽烟并持续二三十年的人群罹患肺癌的情况,那么最多只能找到一个可能性的值,因为还有很多其他因素与肺癌决定有关,这其中当然也会有偶然性,即有些人抽烟几十年但没有患上肺癌。事实上,覆盖律模型在生物和医学领域并不好用,原因可能为:①生物和医学领域本身就没有太多确定的自然法则或统计学意义上的概括性结论用于提供充分解释;②像奥卡沙(Okasha,2002)指出的那样,有很多反例,要么服从法则但没有解释力,要么有解释力但不服从法则。立顿(Lipton,2003)认为,在前述的产妇产褥热的例子中,泽梅尔魏斯医师关于假设的选择并不合逻辑,因为其他备选项也都没有与既定的事实矛盾,既然如此,为什么单单选择他的假说呢?

三、因果与解释:哲学探讨

　　因果与解释之间的关系自古就有讨论。亚里士多德著名的"四因说"被认为在呈现不同的解释。解释通常被认为是援引相应的理由来说明当下的现象。比方说床的存在是可以用不同的原因来解释的,其物质因是构成它的材料,即木头;其形式因是它的形状;其动力因是其制造者,即工匠;其目的因是为了人的睡眠。这些原因在我们现在看来似乎都不能算得上是科学的解释。科学革命期间,人们将这四个原因化约到了两个,即物质因和动力因。科学家倾向于使用物质因来解释自然现象,而哲学家还是热衷于寻求推动事物或现象出现的动力性因素。因果解释一般依赖于有序列事件的合规律性(regularity)。如果一个事件总是在另外一个事件之前发生,那么一般倾向于认为两者之间的关联具有一种合规律性。比方说生物体屡屡患上某种疾病,且总是在之前暴露于特定的病毒环境之中,那么一般认为该病毒会是致病原因。对于因果解释而言:①原因可以是必要的，即如果没有这个原因就一定没有相应的结果；②原因也可以是充分的，即如果这一原因出现，就必定会有相应的结果出来；③当然也有原因既是必要的，也是充分的。

哲学史上最著名的对因果关系的批评来自哲学家休谟，他认为因果关系只不过是一种"持续的关联组合"，因此任何有关因果的知识都是不可能的，最多只有因果性序列的合规律性，这意味着所有的因果解释只不过在陈述或描述事件之间的关联（association），这是一种心理学意义上的，而非形而上学意义上的关联，因果解释因此没有对作为现象之基础的因果关系做出任何本体论意义上的论断。这种对于因果关系的弱化或者最小化处理看上去过于折中，并不能满足科学家试图研究现象背后本质，进而基于其理论控制自然现象的要求，哲学家也难以接受在一种怀疑论的意义上理解因果关系，当然休谟的意图不在于摧毁因果关系本身，在休谟之后的哲学家康德从先验哲学角度重新为因果关系找到了一种新的证成方式，但他是否解决了休谟的怀疑这一问题则也一直处于争议之中。

四、其他因果解释模型

（一）因果机械的解释和解释的操纵因果框架

从另外一个并非纯粹落脚于哲学追问的角度来看，为了不把因果关系仅仅看作合规律性，或者说为了解决现有因果观下各种模型解释力弱的问题，一些人提出了改良的解释框架：①萨蒙提出了一个替代性框架叫作"因果机械的"（causal mechanical）解释。他认为因果指的就是实际的因果机械，并且所谓解释无非意味着将这个机制说清楚。这一解释框架的特色在于其注重因果互动，即它同时考虑两条因果过程线索，这个双向的过程中两条因果过程线索既在时间也在空间维度上交叉。举例而言，在解释传染病时，重点是解释细菌和机体的相互影响。但这也有一定操作层面上的困难，比如在研究比较复杂的生物现象时，如何跳出那些与解释相关的过程，剔除那些不相关的过程。②伍德沃德给出了一个解释的操纵因果框架（manipulability causal scheme of explanation），当今最为常见的随机对照试验就是这个模式的经典例子。伍德沃德的这一框架关注重点在于原因和结果的相关属性或性质，这些属性或性质会基于原因的干扰而变化。相较于萨蒙的框架难以区分因果的相关因素和不相关因素，伍德沃德指出，在同一因果联结当中，其他的变量必须得保持恒定，才能决定一个假设的因果关系中的前件对于后件的影响。

（二）因果网络示例化解释框架

撒加德（Thagard，1999）关于因果解释模型的考虑则更适合解释较为复杂的疾病过程。他提出了一个因果网络示例化解释框架（causal network instantiation explanatory scheme），这个框架的特点是能将流行病学考察和生物学研究结合起来。不仅如此，该框架还融合了因果交互的各个方面，在考虑给出关于一个人为什么换上某种疾病的解释之时,诸如因素之间的关联(correlation)、其他的可能原因、机制还有条件性的因果概率等都应当被纳入考量。为了找到因子之间的联系,从而使这些联系算得上是关联,并且在此基础上关联才有可能是真正的因果关系,这些因子之间的联系得是统计学性质的。在这种情况下,可能性是用来衡量因果力(causal power)的。同时,消除一些极有可能不是原因的备选项也有助于找到真正的原因。关于机制的理解和知识也有助于定义因果关系,但并不能一定推出因果关系。撒加德的框架正是要试图论证在复杂的疾病过程中,没有任何一个原因能够独自为疾病负责。

（三）多组分解释框架

沙夫纳(Schaffner,1993)也引入了一个多组分解释框架来解释因果机械的属性或特征。他认为亨普尔关于科学解释的 D-N 模型和萨蒙早期的 S-R,即统计相关模型都存在缺陷,而诉诸因果关系的形而上学、认识论以及逻辑要素则可以弥补这一缺陷。最后他所提出的多组分解释框架里包含了诸如语义学的(semantic)、因果性的(causal)、统一化的(unificatory)、逻辑的(logical)、比较评估归纳的(comparative evaluation inductive)以及理想解释文本背景的(ideal explanatory text background)六个组分。沙夫纳的洞见在于,他指出了原有法则的不适用性,即那些在物理学中发现的法则其实并不能拿来构成生物医学科学的法则。他认为生物医学的规则或法则是由一系列复杂的跨平台的因果一般性结论组成的。即所谓的生物医学系统(biomedical system)不能由单一平台或单一领域的规律来描述,它是一个交叉平台或交叉系统,所以需要多个组分才能给予因果机械的解释。

五、溯因推理

另外一种常见的医学解释框架并不十分纠结于严格的因果关系,而是只求"推理出最好的解释"(inference to the best explanation,IBE)。IBE 是一种典型的归纳推理模型,用于科学解释。19 世纪,美国著名实用主义哲学家、逻辑学家查尔斯·桑德斯·皮尔士(Charles Sanders Pierce)提出了为人熟知的 IBE,并给它命名为溯因推理(abduction,注意这个词在英文中有"诱拐"之意,在逻辑中这个词可能也有类似的含义,即认为这种逻辑并不如同演绎逻辑那样完美,其对于原因的推导确实有诱导的成分,但却是没有更好方法的情况下所采取的方法)。这一过程意味着要从前提(premise)推导,认为某个特定的假设比其他假设更能提供一个关于证据的解释。哈曼(Harman,1965)认为这意味着我们需要考虑所有证据的负担(the burden of all the evidence),因为我们要将其他互竞的预设都消除才可以。

很多科学哲学家都认为 IBE 模型在科学解释中起到了重要作用,是非常好用的模型,比如米勒(Miller,1987)认为在达尔文提出进化论时,就使用了这个模型才将自然选择作为最好的解释。前述的产妇产褥热的例子,被亨普尔认为是 D-N 模型的典型例子。立顿(Lipton，2003)认为应该是 IBE 的例子，此后伯德(Bird，2007，2010)认为其实是"向着唯一解释的推论"(inference to the only explanation)或者是消除性溯因推理(eliminative abduction)。但也有人认为，IBE 终究不是演绎的，而是归纳的，因此它具有所有归纳逻辑固有的问题，所谓"最好的解释"有可能并不是最好的，那些支持 IBE 的人极有可能预设了某个特定立场的优先地位而并没有花费足够的精力去找寻其他互竞理论合理性的理据。无论如何，IBE 模型的问题在于其支持者没能给出一个理论用于将"最好的解释"的那个筛选出来。撒加德(Thagard，1978)尝试给出了一系列标准，比如一致性、简洁性以及与其他已知理论的类比性。伯德(Bird，1998)又增加了几个标准，诸如：①解释必须能够提供一个关于机制的说明从而能够解释相关现象；②一般扩展性，这有点类似于前面所提到的一致性；③融贯性，即能够连同或整合其他解释的能力。当然想要找到符合所有要求的解释会比较难，但满足的要求越多，越能得到辩护。霍华德·特明的前病毒假设一直未被学界接受，一直到逆转录酶的发现，才提供了一个逆转录病毒赋值的机制。当然这个假设不是最简洁的，也不符合分子生物学最为核心的论断。在那之后，立顿则认为关键的问题不在于论断某个假说是"最好的解释"，而是要弄清楚为什么一个假说比另外一个要好。他提出所谓"差异条件"(difference condition)，即被选中的那个假说有着其他假说所没有的因果性因素，并且他认为也不需要被选中的那个假说具有解释所有证据的能力，只需要它能够解释那些新奇的证据而其他竞争选项没办法即可。

第二节 ｜ 医学中的其他解释

在医学解释中，除了也使用科学解释当中的因果解释和溯因推理之外，还有功能性解释和叙事解释较为常用。功能一般被认为是在哲学意义上具有目的论倾向的前提，即在一定的目的下，那些能够满足特定目的的互动或行为。比方说，心脏的功能是泵血，心脏的目的是能够借由其泵力将血液推送至全身各处，因此心脏的结构是特定的，是能够支撑它的这一目的和功能的。这样看来，大部分功能性问题最后都要回归到理解其结构和物质构成上来。

一、功能性解释

在生物学和心理学中的功能性解释相当常见，这当然也是由生物机体的复杂构成和机制决定的。大量以机械因来解释现象的尝试，意味着人们倾向于认为医学现象——疾病也好，治疗也罢——具有相应的客观原因。正如自然科学家通常以物质组成和机制来解释自然现象，生物医学家也类似。机制的模型在生物学或生理学教材里面很常见。将癌症还原成一系列基因变化的做法就是一个例证,当然这一还原是否合适则是另外一个问题。一般而言,机制模型侧重于探讨一些实体(entities)之间的互动,并且以此来解释那种具有普遍性的结果。生物学哲学中本来就有关于功能的不同理解,而在医学哲学中有两种关于机制的解释,一是功能解释(functional explanations),二是进化解释(evolutionary explanations)。前者侧重于解释身体中的那些部件发挥什么作用、其功能是什么,而后者侧重于解释为什么是这些部件而不是其他部件留存了下来,或者说,为什么类似于这样的效果留存下来作为机体中的功能性效果。然而这两种解释也只是将一般性的解释沿用到了医学上,并不是特别为医学而设计发展出来的解释方法,因此其应用有着较大的局限性,更难以真正给出解释背后所需要的因果性基础。

哲学家内格尔整理出了四种不同的功能。① 第一种是目的论中立型的(teleologically neutral)功能,这意味着在此目的不被带入讨论本身,只谈论功能,如同在化学和物理学中那样描述一样,所被谈论的这一功能只被看作代表一个有机体的属性,比如肾脏的功能就是将代谢废物排出去,这只是因为肾小球的特殊过滤结构。② 第二种是"选择行动主体"(selective agency)功能,即认为某种功能所促成的活动是因为要达到某种特定目的。这种类型的功能基于人类和非人类活动或行为之间的类比。一个特定活动或行为之所以能够被选择是因为它在生物机体的经济性中执行了一个特定功能。比方说,肾脏的过滤功能之所以在脊椎动物那里被选择,是因为它能够移除生物体血液里的代谢废物。③ 第三种是"激励型"(heuristic)功能,该功能被认为仿佛是一种设计的产物。内格尔认为,如果一种过程可以被物理化学类的法则解释,那么它就不能被认为具有某种目的性;并且如果一种有机过程的效果可以算作其生物学功能的一种,那么这一过程就必须是被设计来产生这种效果的。在这种视角下,之所以将功能归到非人的生物机体只是因为让它来充当指导研究的准则,而不是在一种确实的意义上说这些非人的生物机体具有类似于人所拥有的功能。④ 第四种被称作"目标支持型"(goal-supporting)或"福利型"(welfare)功能,这种功能型表述不仅预设了被讨论的系统是目的指向型的,也预设了被归结给单个子项功能对于这一系统之所以被组织起来所朝向的某种目标的实现或维持具有重要作用。比方说,在有限扩散容量环境中一个生物机体的肾脏的功能被认为是能够去除代谢废物,这样才能使得生物机体能够维持支持生命所需要的血液化学条件。

生理学确实是用生物学功能在因果意义上的贡献来解释一个可被观察到的效果,这也是医学解释中最为常见的。在这种视角下,生物机体被理解为一个系统,在这个系统内部各种组成部分相互作用从而能够维持某种状态,因此一种功能分析理论上就应该能够解释医学现象。虽然功能分析被认为给出了大量的医学解释,但是对于一种非常重要的类型它却无法提供解释,即因为这种机制性质的解释无法区别疾病机制和健康过程机制,所以也就无法区分正常和异常。

科学哲学家、生物学哲学家罗森堡(Rosenberg,2001)质疑了生物学中的功能型解释,他认为功能型解释并不能代表自然法则而仅仅是一些描述,这些描述偶然地基于局部条件和达尔文自然选择理论。比方说,在传统的功能解释中七叶树蝴蝶的退化单眼被认为能转移捕食者的注意力,但在罗森堡看来,生物种类的功能型个体化特征反映的其实是自然选择的遗迹,这是因为生物类本来就是经由变异的自然选择的结果,是为了解决由环境所设定的问题而出现的。当然罗森堡的观点也面临反对意见,兰格(Lange,2004)认为功能型解释并不能被简单地还原为局部的偶然性和自然选择法则。他给出的解释是,当医学试图解释一个人为什么会死于肺癌时,并没有仅仅将人类的进化历史当作一个变量。

如果说"功能解释"无法很好地区分正常与异常,那么机制性质的第二种"进化解释"是否可以?在进化解释的支持者那里,功能的归结只有在进化的意义上才能够得到证成,即谈功能必须诉诸进化的框架才有意义。米利根(Millikan,1989)举例:琼斯的肾上腺功能不良,因为肾上腺就应该执行它被选择进化来实现的那种功能,而他的肾上腺没能做到。这相当于某种程度上克服了"功能解释"无法用于分辨正常与异常的缺陷,因为"进化解释"使得功能与医学上关于功能不良的解释关联起来,不仅如此,为了做到这一点,还不需要承诺这种解释具有类似于自然法则的属性,即给自己免除了一个严苛的要求。一般而言,医学解释的侧重点在于强调"如何"(how)而不是"为什么"(why),即它倾向于解释机体的不同部分之间是如何作用的,而不是解释究竟什么原因使得某种疾病出现。进化解释则能够给出一种关于"为什么"的说明,马索特(Méthot,2011)相较于达尔文医学(Darwinian medicine)更侧重于从一种回溯的(backward looking)角度来寻求关于疾病出现的原因,致力于提供进化解释的进化医学(evolutionary medicine)只是把进化论的思考作为一种解决具体问题的工具。比方说,这种进化思维就能解释甚至预测菌群抗药性出现的原因和过程,这当然也能使菌群抗药性成为达尔文医学的例子。但进化解释不同于达尔文医学的地方在于,它还能够给出有关抗药性如何被减少甚至预防的建议。

二、叙事型解释

前述的医学解释框架仍在一种广义的逻辑和科学层面上,与之相比叙事型解释显得较为不同。经由一种讲故事的方式,事件被叙述者有意识地连接在一起,告诉我们一件事是怎么发生的,对于接收叙事的人而言,听上去事件像一个自然而然的发生过程,但实际上并不是。这并不意味着对于叙事的否定,更不是说叙事的内容是虚构的,叙事可以传递意义和重要性并使得理解更容易,比方说,历史中的叙事就极为重要。但如果说科学解释中事件的联系依靠的是自然法则,那么叙事解释靠的是什么呢?有没有什么要素能保证那些被解释的事件之间的联结?如前所述,科学哲学家亨普尔提出了某种类似于自然科学的模式,但历史本身不追求合法则性,只寻求事件发生的可能性。

可以想见的是,叙事会主要面临来自实证主义的质疑。其反对理由在于:①由于叙事只关注个别物而非普遍事件或法则,它难以为自身提供正当化或合法化的理由;②叙事解释在传统意义上不能被经验证实(verify)。这种反驳似乎首先预设了一种叙事解释难以迎合的立场,正如罗思(Roth,1988)所指出的,这种反对意见基于一种传统的符合论真理观(correspondence theory of truth),尽管他不否认知识的确在某种程度上被事实所影响,但对与错这样的范畴并不适合用来评估叙事型解释,所谓"客观叙事"这个概念自身含义并不清晰,它已然预设了一个"客观"的标准。如果罗思的反驳听上去有公允之处,那么如何来评估叙事解释呢? 倘若故事的好坏本身是标准的话,那么似乎能把多种看上去不相关的事件联结成一个整体的就是好故事。一个好故事既能给予人以基于因果关系梳理的理解,也能给予人以情感层面的震撼,经由叙事而达到的情感性理解可以仅仅作为补充而出现。

较为有影响力的对于叙事解释的辩护来自当代政治科学家、哲学家贝维尔(Bevir,2000),他认为完全可以由一种实证的方式来捍卫叙事解释,可以把历史性的解释吸收进科学解释中。叙事解释的一般框架是将信念与"前态度"(pro-attitude)相关联,所谓"前态度"是指在某种特定的描述下一个行为主体朝向其行为或行动的精神态度。这类态度可以包括欲望、冲动、道德观、审美原则或者经济层面的偏见。这样的一系列精神态度,连同行为主体以某种特定方式行动能够推进其想要的或看重的这样一种信念,一道构成了行为主体以某种特定方式行动的首要原因。简要地说,"前态度"是一种驱动行动的冲动或欲望。贝维尔认为,一个行为 X 之所以被执行是因为行为主体持有一个信念 Y,根据这个信念 Y,行为 X 将满足其前态度 Z。贝维尔认为历史性的叙事与虚构的东西不一样,历史学家的确能递送事实,即历史学家可以提供在认识论意义上合法的叙事,这些叙事围绕着诸信念、行为和合法的叙事而展开。这些事实本身并不是通过纯粹知觉给予的而是被置于由民俗心理学(folk psychology)提供的前概念中。这意味着历史性叙事在这一点上与科学叙事没有多大差别,因为科学叙事同样也要基于被公认是合理的理论与概念提供的前概念之中。在贝维尔看来,历史不是一堆不相关的事实材料被历史学家强加了叙事的线索,而应该说,历史本身就以一种结构化的方式出现。

在临床医学中,叙事解释的使用相当有用,因为不管是临床实践者还是患者都(自觉或不自觉地)依靠故事来理解疾病,当然这里的问题是,将症状性质的行为编写进故事是否真正增进了我们对于诊断范畴的理解,毕竟当医师在书写病史记录时,叙事如何被带入是一个操作上的难题,而且即使能够在操作层面解决这一问题,同时意味着在其他层面上所做的考量诸如临床判断等也会受到一定程度的影响。如果不固执地坚持在生物医学模式和人文医学模式之间存在清晰界限,那么也许可以承认,科学性解释与历史性的和个体性的细节都发挥着至关重要的功用。不仅如此,那些不能还原的社会性的、精神性的因素也应该因同样的理由而被看重,当然如何诠释这些细节问题仍不是前述的几个哲学界定和论证就能完成的任务。

第三节 | 推断与因果推断

推断尤其是因果推断，相对而言是比较技术化的，但是近期的科学和医学哲学不同程度地都在使用这些技术手段，它们帮助我们更好地理解医学。医学科学家和临床医师在实践中会面临各种形式的质疑和挑战，这其中多数针对干预措施自身的效度，关于这一问题的探讨，请分别参见本书第九章第二节"随机对照试验"中有关偏倚的部分、第六章第五节"测量效度"和第十章第一节"有效性"。本节我们谈论对于医学研究而言更为本质和基础性质的挑战，同时也是非常哲学化的挑战。简言之，一旦有了证据，我们就必须基于那个证据来做出推断（inference）。那么我们应该怎么做呢？从这一问题延伸开来的其实有一系列相关问题。

一、推断基于何种证据

首要的问题是：何种证据？即我们关于医学干预（medical intervention）的推断究竟应该基于怎样的证据？当今最为经典的回答来自采取循证医学进路的医学实践者和采取类似于标准管理调控医学研究等活动的机构，这种回答认为随机试验能够起到至关重要的作用，我们只需要用那些来自关于医学干预的随机试验而来的证据，就能推断出某个医学干预的有效性。但机制论的立场拒绝这种看法。关于科学方法的机制论观点认为，科学的目的是发现潜在的机制而非法则，而所谓的机制就是由那些产生规则的变化的互动的多个部分所构成的系统。这种观点认为我们应该以那些诉诸相关机制的办法来帮助形成相关的推断，而不只是简单地依赖于随机试验而已。

次要问题是：如何整合利用证据？这种推断应该采取怎样的形式？同样地，循证医学的实践者、管理者和其他支持者认为来自随机试验的证据可以被直接使用，由此做出一个关于干预措施有效性的推断，这一步骤简单且直接。另外一种不同的观点则认为关于有效性的推断不可能是直接的，而是被以各种方式模块化（modulated）。因果推断是一个复杂的过程，需要考虑的变量也多，甚至实际上会以多种方式超越来自随机试验的直接推断。再者，在研究得出的数据能够被用于因果推断时，这个数据本身需要被以多种方式量化地总结，总结本身可以采取多种方式，恰恰是这些方式的不同使得关于医学干预有效性的推断比较多元。进而，由于医学中的因果推断大多数在本质上都是统计的，那么统计在什么意义上促成推断？科学推论的两个主要理论分别是频率主义和贝叶斯主义，但它们各自都有其优、缺点。对这两个主要理论的分析和评价已经单独在前面做过了，详见本书第四章第一节"描述统计与推断统计"，这里不再赘述。

二、医学哲学中的因果推断

医学科学家们试图回答的主要问题其实就是自然界的因果。比方说以下这几个问题：①这个药物能降低血压吗？②吸烟会导致肺癌吗？③抗抑郁药物会导致不良反应（side effects）吗？④什么类型的细菌或病毒会造成这种感染？这里以"吸烟会导致肺癌吗？"来展示医学哲学关于因果推断的思考。20世纪中期，随机对照试验显示在吸烟和肺癌之间有关联。问题是，吸烟是否在一种因果的意义上导致了肺癌？倘若采取休谟式的怀疑主义态度，有人可能会认为，之所以能通过对照试验在吸烟和肺癌之间找到了一种关联，并不是因为彼此之间有因果关系，而是吸烟和肺癌都由某种未知的原因导致，这一观点由统计学家费希尔（R. A. Fisher）提出。费希尔建议，比方说有可能存在着一种基因上的因素，这种基因既增加某人吸烟的可能性，也增加其罹患肺癌的可能性。如果是这样，那么前述的这种对照试验并不能提供证据证明吸烟导致肺癌。但费希尔并不是在简单地建议我们抛弃随机对照试验，而是在建议随机对照试验的证据只能作为推断中的必要（非充分）部分。

（一）希尔标准

但是随机对照试验并非在所有的情况下都是可得的，比如在研究某种致癌物和癌症之间的因果关联时，去实施一个随机对照试验是违反伦理的，研究者并不能在受试者不知情的情况下将其暴露在致癌物的环境当中。事实上，流行病学家奥斯汀·布拉德福德·希尔爵士（Sir Austin Bradford Hill，1897—1991）早就提出了被称为"希尔标准"的检验清单，用于说明当这个清单上的项目结合起来时，怎么能够在随机试验缺失的情况下仍然能够给予因果推理以基础。

小资料

希 尔 标 准

（1）关联的强度：可能原因与可能结果之间的强关联比起弱关联更为可能是一种因果关系。

（2）结果的一贯性：在多个研究中都观察到的在可能原因和可能结果之间的关联更有可能是一种真正的因果关系。

（3）特殊性或个别性（specificity）：一个个别的原因通常都有一个个别的结果；在较为粗略或宽泛的原因和结果之间的关联，相较于那些在较为个别或特殊的原因和结果之间的关联而言，为真正的因果关系提供了一个相对而言较弱的证据。

（4）时间性：原因先于其结果。

（5）生物学梯度（biological gradient）：在可能的原因和结果之间呈现剂量反应模式（dose-response pattern）是真正因果关系的一个证据。

（6）合理性（plausibility）：能够解释关联的一个合理的生物学机制是真实因果关系的一个证据。

（7）连贯性（coherence）：关于关联的因果诠释应当与其他已知的知识相连贯。

（8）实验证据：如有可能的话，来自控制实验的证据应该被考虑进来。

（9）类比：与其他已知因果关系的类比对于因果推断而言是有帮助的；如果一个可能的因果与已知因果的关系是类似的，那么就有理由认为这一可能的因果关系是真实的。

这些被称为"希尔标准"，但严格意义上其实算不上什么"标准"，至多只能算是指标（indicator）。不仅如此，这些所谓的标准或视角，在希尔看来对于因果性而言既不必要也不充分，即便把这九条标准全部放在一起也不能产生所谓充分的标准。特别值得注意的是，赖斯（Reiss，2017）指出，强关联有可能源于某种共同的原因，即有可能只不过是一种关联而已，反过来一个弱关联却有可能恰恰是因果关系。关于以上列表中的第六条"合理性"，希尔也注意到，其概念本身是相对于当时的生物学知识而言的，这意味着这种视角本身也是语境依赖的，或者用赖斯的话说是"可错的指标"（fallible indicator），而不是一个严格意义上用于评价因果性的标准。

（二）黑箱子理论

赖斯（Reiss，2017）认为生物医学中关于因果推理可以划分出两个大致的互相竞争的思路，一个是与随机对照试验思想一致的、叫作"实验主义"的进路，另外一个是之前提到过的叫作推断主义的进路。实验主义进路认为随机试验是因果推断的金标准，因此因果推断的主要证据应当来自随机对照试验所获得的数据；不仅如此，它甚至还认为来自其他进路的因果推断证据要大打折扣。这种关于医学中因果推断的观点认为，随机试验不仅是必须的，也是充分的。这一点有时也被称为黑箱子理论（the black box thesis），它的核心观点是如果一个随机试验或者一个关于随机试验的元分析，能够提供证据证明 X 导致了 Y，那么关于 X 导致了 Y 的推断就能够得到证成。当今盛行的循证医学和大部分带有"循证"标签的运动都在一种根本的意义上奠基于这一实验主义进路，因为它们共享基本的思路，即首要地认同随机对照试验这一方法以及在这方法下获得的经验数据。

（三）机制理论

然而,机制理论就基于很多原因而反对黑箱子理论,它反对的理由是:从随机试验而来的 X 导致 Y 的证据不足以推断出 X 导致 Y,言下之意,我们需要解开这个黑箱子之谜,而不是干脆承认这就是个黑箱子。再者,如前所述,很多情境下尽管我们认可来自随机对照试验的数据和方法论本身,但是对于某些特定的因果推断而言,随机对照是不可操作的,比如当我们想要做出那些关于药物不良反应假设的因果推断,由于肯定不能在明知某药物可能有不良反应的情况下给予试验组以相应的药物。所以如果从理论立场上来坚持实验主义的立场,即坚持随机试验对于因果推断而言是必要条件,那么我们就不可能做出某个推断"某种化工材料致癌",但事实上我们却经常在缺失随机对照试验的情况下做出各种类似的判断,而当做出这些判断时,不见得我们都有条件(这里指的不是伦理许可,而是实际执行层面的条件)来进行随机对照试验。如果一定要坚持随机对照试验作为因果推断的必要条件,还反倒会给一些药物生产商打开便捷通道,由于药物不良反应在缺少随机对照试验的情况下无从得知,药品监督管理局如果只是基于有效性的报告就大开许可岂不是很荒唐?

相较而言,推断主义则认为因果推断应该广泛采取不同的证据来源,诸如生物鉴定、动物模型实验、队列研究、案例控制研究、个案汇报以及临床试验等各类能够给临床提供证据的途径和方法。希尔本人的实用指南里面也确实将这些不同类型的证据来源都列举出来。这个进路被广泛地使用在生物医学的研究当中,但是推断主义者的呼声不够大,除了自身想要兼顾的因素太多以至于在实践操作的层面上有局限性之外,也有对手(实验主义者)的影响尤其是在循证医学进路上的影响太大的原因。

但总而言之,这两个进路对于理解希尔标准这个清单上的项目如何作为因果推断的指标起作用具有一定的指引意义。希尔认为,综合以上这些考虑可以为因果推断提供一个强有力的归纳基础。希尔试图用这一系列标准或指标给出的重要论断是,即便在缺少来自随机试验证据的情况下,这些考虑也能够作为证据来证成因果推断。

（四）科赫假设

另一套知名的标准可以用来设定因果,即科赫(Koch)假设。科赫是一位医师,也是一位微生物学家。19 世纪末,他想要为个别传染病建立一个物理基础。疾病的孢子理论(germ theory)当时刚刚建立起来不久,科赫的理论本来是要帮助研究者识别那些导致个别疾病的微生物,在那个特定的时代,他的理论极具价值,并且至今为止在相对少被定义好了的环境下也可用于精准地将细菌与作为特定临床症状的原因关联起来。

科 赫 假 设

（1）该有机体必须在所有拥有这个疾病的个体那里找到，但不应该在没病的人那里被发现。

（2）该有机体必须被从患病的个体那里隔离开来，并且在培养基中成长。

（3）被培养的有机体，当其被引入健康个体的时候应该导致疾病。

（4）该生物必须被与新注射疫苗的个体隔离开来，并被识别为造成原初疾病的同种有机体。

当然，我们现在知道也有一些无症状的个体实际上是带有这种能致病的有机体在身上的，比如新冠肺炎的致病病毒就能使得宿主感染但无症状，因此科赫假设的第一条太严苛。同样地，一些具有感染性的行动主体（agents），诸如病毒，并不能在纯粹的培养基当中成长，因此科赫假设的第二条也需要稍微放宽松一些。尽管科赫假设看上去四个里面有两个都不够准确，无论如何，他的假说本来意图只是在于指引一个特定类型的因果推断，即那些关于到底什么类型的有机体会导致个别的传染疾病的推断。因此，科赫的这套标准意图不在于指导给出整个有关医学科学的因果推断的一般化理论。至于是否真的会有或者（以及）能否找到这样一个医学的因果推断的一般化理论，我们目前并不清楚。需要注意的是，在医学中有数种类型的因果推断都很重要。比方说，医学中的诊断（diagnosis）就被看作一种解释性的因果推断。这里我们谈到的东西与医学干预或治疗有效性的因果推断相关，也因此在一种临床的语境中是一种预测性的而不是回溯性的因果推断。所以实际上这些因果推断背后潜藏的核心问题应该是：我们究竟应该怎么衡量医学干预的有效性？

|第四节|外推法

动物模型是医学模型的一种，动物实验在生物医学研究中经常使用，因为实施在动物身上的干预要比在人身上做更容易，价格也更为低廉。对于动物模型的考察除了在伦理问题上的争议较大之外，还有一个单纯涉及医学认识论的问题，即动物实验模型的有效性问题。在将任何模型中（不管是人还是动物）获得的结论推广到一些目标人群时，有这样一种非常基础性质的推断问题会出现，斯蒂尔（Steel，2007）称之为"实验者圈子"（experimenter's circle）。事实上外推法本身就是一种因果推断。这里关键的问题在于：

如果我们发现在基础或模型人群（base human population）中 X 导致 Y，那么在什么条件下我们可以推断在目标人群中 X 导致了 Y？外推法能够使用的一个基本前提应该是，证据所得自的基础人群或模型人群必须与我们想要做出因果推断的那个人群是相似的。但我们之所以一开始会在动物身上做试验，恰恰是因为它与人类的不相似性，否则我们就无法在伦理上正当化这件事了。即之所以会使用外推法，是因为我们在所谓目标人群身上其实没有什么办法能够实施真正有效的研究，因此外推法是不得已为之的办法。

一、外推法及其局限性

循证医学认为最好的证据形式来自随机对照试验。随机对照试验本身包含了以一种特殊的方式选择主体——试验既使用了"包含标准"也使用了"排除标准"来决定究竟哪些人适合当受试对象。接着这些受试对象被随机地分成干预组和控制组（控制组既可以是安慰剂组，又可以是所谓竞争者干预组，即使用当前可用的一种有效干预法的那一组），当然这是在极为小心的情况下，要受到试验筹划者制订的那些指引的限制。因此，很多试验语境的特征，尤其是那些受试主体人群的特征和干预手段的管理等，都与外部真实世界里的那些目标人群颇为不同。我们当然希望来自试验的证据可以用于真实世界，当医师使用这些被测试的干预手段时，这些证据确实用于预测即将发生的事情。但是否能够较为靠谱地使用简单的外推法呢？或者是否需要一个更为复杂的关于外推的理论，就像那些我们研究用于动物模型的那些基于机制的外推法一样。

循证医学的假设是，当我们谈到那些从试验推到外界实际情况所使用的外推法时，简单的外推法是可以的。比方说，根据一些在循证医学中顶尖医学科学家的看法，为了决定是否能够从临床试验中将结果外推到某个患者身上，我们需要"询问究竟是否有什么强有力的原因使得结果不能应用于患者。一个强有力的原因通常不会被发现，且多数情况下你可以自信地将结论推广到你的患者身上"（Guyatt and Rennie，2002）。这比简单的外推法要稍微复杂一些，因为论点是，人们需要自行决定是否有理由认为简单的外推法是不能被证成的（这种逻辑有点类似举证责任倒置）。诸如此类的所谓自行决定的理由很难找，这意味着简单的外推法就是默认的假设。但简单的外推法似乎也不应该是默认的假设，因为一个很符合常识的想法是，在样本人群中的结果并不会一定在目标人群中出现。毕竟，外部现实世界中的患者特征将会很大程度上与在试验中被仔细选择的那些受试主体的特征很不相同；不仅如此，在外部现实世界中的患者与在试验中的受试主体相比也会相应地具有较为不一样的体验。但简单外推法的支持者可能会认为这些所谓的差异压根就不是差异，即他们的观点是，即便存在着这些所谓在受试主体和患者特征和体验上的差异，还是不能说明干预本身到底是否有效。但是不可否认的是，在很多经验研究中都可以看到，以上提到的这些差异会影响干预的有效性。比方说，患者的年纪、性别、疾病的严重程度以及用药情况的种类和数量等因素，都会影响医疗干预的有效性,并且这些特征确实决定了一个受试主体是否合适作为试验对象。还有一个涉及(简单)外推法的问题值得注意:如果我们关于现实世界患者情况的预测是基于已发表的研究,且此研究是基于随机试验基础之上,这意味着我们现在做出的预测本身很可能依赖于某种不完整的经验,也就是会受到"发表偏倚"的影响。发表偏倚指的是由于依赖于已有发表物中的数据和结论,某种干预的有效性会有可能因此而被放大。

二、假设类似物模型

外推法的限制使得人们高度怀疑我们是否真的能够在生物医学研究当中使用动物模型。拉福莱特和尚克斯(LaFollette and Shanks,1997)引入了两个模型来论证自己的观点,第一个模型是因果类似物模型(causal analogue model,CAM),第二个则是假设类似物模型(hypothetical analogue model,HAM)。前者是真正意义上能够用来对目标兴趣人群做出较为可靠预测的模型,或者可以说是理想模型;而后者则如前所述,仅仅是一种启发式的模型,它只能作为一种假设来源,这种假设尚待测试。他们认为生物医学研究中的动物模型最多是假设类似物模型而不是因果类似物模型,因为一个模型如果是因果类似物模型,在模型和目标之间就不会有因果意义上的或者因果相关的(causally relevant)不类似(disanalogies)之处,但事实上几乎没有动物模型能够满足这个要求,而且也确实应该如此,毕竟我们之所以一开始选择动物实验,就是因为动物与我们的不相似性在一定程度上合理化了我们利用动物来做实验的行为。由此,拉福莱特和尚克斯的观点是,动物模型不能很可靠地用于外推,它最多作为一种有待于在人身上测试的假设的一个来源而已,这被视为动物模型的一种"启发式的"意义。

三、对比过程追踪

斯蒂尔(Steel,2007)认为拉福莱特和尚克斯关于所谓可靠外推化的条件过于严苛。他认为,一个关于模型的观点是否能够外推依赖于被推论出来的那个观点本身的力度。注意区别这两种情况:①从"$x\%$的人群 P 在服用物质 S 之后会表现中毒症状"推理到"$x\%$的人群 Q(非 P 人群)在服用物质 S 之后会表现中毒症状";②从前述同样的量性判断推理到诸如这样的质性判断"物质 S 对于人群 Q 成员而言是有毒性的"。

斯蒂尔将外推法在生物医学中是如何起作用这一点做了一个重构,叫作对比过程追踪(comparative process tracing)。他预设原因 C(C 可以代表治疗因素如医学干预,也可以代表致病因素如毒性物质的消化)经由一系列的步骤带来效果 E(诸如症状的出现或者症状的好转或恶化)。追踪一个因果过程就等于在调查到底是经由哪些步骤 C 导致了 E。当把在一个种群或者人群当中 C 导致 E 的整套步骤与在另外一个种群或人群里 C 导致 E 的步骤对比时,这种过程追踪就叫作对比性。但是使用斯蒂尔的对比过程追踪不能走得太远,比方说,如果为了确认在目标人群中 C 导致 E 便要求我们把在模型和目标之间的所有过程阶段都对比一下,那么这种对比过程追踪就没有多少意义了,因为这意味着我们得知晓所有使得 C 导致 E 的过程阶段。但是如果确实这么做了,就意味着我们已经知道 C 导致 E,而这会将我们带回外推者的循环当中。

斯蒂尔认为他的"对比过程追踪"本身避免了外推者循环,因为他只是要求对比那些很有可能会出现差别之处的阶段,并且他也只是预设了,模型和目标之间的差别只在那些一开始出现差别的阶段以下的部分才值得注意。因此,如果我们把在模型中的某个中间阶段和在目标中的那一阶段做对比,且发现它们的相关性,那么所能获取的差别将会在这一阶段往下的部分。借此他认为,我们不需要因此也不会要求在目标当中获得从 C 到 E 的整个过程的知识,这个外推者的循环能够被避免。

但赖斯和安克尼(Reiss and Ankeny,2016)认为,对比过程追踪作为一个生物医学外推法的方式本身是如何有用,实际上取决于之前我们谈到的那个假设的可靠程度,即所谓对比相关性相似阶段以下的差别对于外推法而言才有意义的这个假设,究竟有多可靠;这种可靠性实际上指的是在那些对比的阶段中模型和目标之间差别有可能被识别的可靠性。他举例说,关于 C 经由一系列的阶段——诸如在模型中的 X、Y 和 Z——来导致 E 的这个假设,或者关于 X 和 Z 正好是能把模型和目标区分开来的那个阶段的假设,如果这些个别的论断都不够强有力的话,那么这个所谓对比过程追踪的方法本身似乎也没有自身发展的余地。换句话说,方法论本身的证成似乎比较薄弱,除非它有在具体个案应用当中得到的结论作为其论据,但这样一来难道不是循环了?

四、基于因果能力知识的外推

除了对比过程追踪之外,还有一种基于因果能力(causal capacities)知识而来的外推法。这里的逻辑简单而言是,如果 C 有导致 E 的因果能力,那么 C 就能以一种稳定的方式来导致 E。科学哲学家卡特赖特(Cartwright,1989)指出,即便是当那些干扰因素存在时,C 还是能继续在导致 E 的这个进程中起作用。为了能够确定 C 有着因果能力来导致 E,需要去除掉干扰因素的影响,那就意味着需要展示 C 导致 E 这件事必须独立于 C 和 E 所发生的背景。按照这种基于因果能力的外推法,如果 C 在一个模型种群或人群中导致 E,且 C 有着因果能力导致 E,那么就有理由认为 C 在目标种群或人群里也导致 E,这一点应该不难理解。

基于因果能力知识的外推方法,其有用性也依赖于在多大程度上生物医学因素可被描述为拥有某种能力。有些生物医学因素确实有着一定程度的特质上的稳定性。比方说,威廉姆斯等人(Williams,et al,2005)发现,镰状细胞的特质对于轻微的临床性疟疾有着 50% 的保护,对于因疟疾收治入院则有 75% 的保护,而几乎对重症或者复杂的疟疾有着 90% 的保护。但是这些有着稳定特质的因素与其他因素也有相当高程度的交互。

一种物质本身对于有机体而言是否构成毒性,都要依赖于机体代谢系统的微小细节,要在这个微小细节刚好吻合条件的情况下,有机体将不会被这种物质影响。这就同样使得该方法本身变成了案例依赖的(case-dependent),也就是说,它是否能起作用取决于"具体情况具体对待"这种无法规整地描述的原则(如果确实能被称为一种原则的话)。在这个意义上,它与对比过程追踪这种方法似乎没有本质的区别。

不仅如此,在将由动物外推到人类的做法中出现的问题,同样也可能在由一个人群外推到另外一个人群那里出现。由于简单外推法的运作将过程做了一个黑盒子般的处理,忽略了那些构成因果关系基础的机制的细节,所以如果一个试验产生了证据认为 X 导致 Y,但是我们所拥有的知识当中与 X 和 Y 相关机制的背景知识部分使得似乎不可能有 X 导致 Y 的可能性,那么使用简单外推法来推测在目标人群中 X 将导致也会是不明智的。

从外推法也可再度看出案例控制研究(case-control studies)和随机试验(randomized trials)的区别。如前所述的希尔标准本来是作为随机试验的替代,即用在那些没办法做随机试验但可以获取到其他类型的证据的情境。案例控制研究,撇开其自身其他层面上的偏倚先不谈,当其用在外推法上的时候更为可靠,因为案例控制研究通常是在外部现实世界的受试对象身上做的。不仅如此,由于案例控制研究选择受试主体的标准实际上比在随机试验中的标准要松,因此案例控制研究中的主体更像在随机试验中的那些目标人群而不是模型人群。现在再来看那套希尔标准,似乎它可被看作外推法的较为一般的策略,这个策略的核心观点是,如果我们想要做出一个关于在目标人群中 X 是否导致 Y 的(因果)推断的话,我们应该考虑尽可能多的证据,也就是希尔标准给出的多种证据。

第五节　测量效度

流行病学的研究方法多年来渗透了临床医学的所有方面。当今几乎每个主流的医学院校都有类似"流行病学和生物统计系"的系所或者研究中心,这个标签显示出,流行病学的统计学方法和其本质在医学领域变成了一种常规。

本节我们暂时不处理如何定义有效性的问题。从哲学上追问什么是有效的,从认识论上追问如何确认有效性,以及从实践操作层面上弄清如何测量有效性,这是三个不同的问题。从哲学认识论的角度,可以反思如何处理那些由医学干预的随机试验而来的数据,即追问我们应该怎么使用那些数据来做出关于某个特定干预(措施)有效性的因果推断? 为了回答这个问题,我们可以先拆分出几个小的问题,比如,我们究竟应该采取什么标准来评判,什么是合理使用数据来做出的有效性因果推断,又比如,追问我们的推断方法是否合适,这便是我们前面那一节"外推法"讲到的内容(当然外推法也不见得就都是简单地采取随机试验的数据)。

但还有一个层面涉及实践操作的技术性质,这就是所谓的"结果测量"(outcome measures)或者叫作"效果大小"。来自试验的数据必须能够以多种方式被总结出来且使得它能够变成用于因果假设的证据,一个结果测量就是对于在试验组某属性的值和另一个试验组中那个属性的值之间关系的一个形式化的描述。比方说,假设一个试验测量的是在一个给予药物的治疗组和另一个给予安慰剂的控制组各自的抑郁水平;结果测量需要做的就是对比两组之间抑郁水平的值。当实际的数据可得且与这个结果测量相关联的时候,就能得到一个所谓的"效果大小"。实际的研究当中,医学研究者可以为了完成结果测量而选用不同的指标。关键在于,对于结果测量指标的选择会直接影响后续的因果推断。

可以从一个简单的表格(表6-1)来看结果测量是怎么定义的,为了简化理解过程,这里的例子仅仅考虑二值的结果,比方说,只有"是"和"否"这两个结果选项。

表6-1　结果分布

组　别	结　果	
	是(Y)	否(N)
实验组	a	b
控制组	c	d

这里的 a, b, c, d 代表用数字表示的数值,即在两组中产生不同结果的受试者的数量,比方说在当前的例子中我们假定就是后面括号里的数值:6,94,8,92。有一组人群可以接受实验性质的干预,另一组则是控制组,当然现实当中控制组既可以是使用安慰剂的组也可以是使用一个既往、惯常方案的组。这个试验的结果中要么就是一个二值结果是存在的(Y)要么就是不存在的(N)。在像这样的例子当中最为常见的结果测量指标是:相对风险(relative risk,RR)(有时也叫作风险比率,risk ratio),相对风险减少量(relative risk reduction,RRR),风险差异(risk difference,RD),以及需要治疗的患者的数目(number needed to treat,NNT)。可以把数值代入计算公式实践一下:

相对风险 $RR = [a/(a+b)]/[c/(c+d)] = [6/(6+94)]/[8/(8+92)] = 0.75 = 75\%$

相对风险减少量 $RRR = \{[a/(a+b)]-[c/(c+d)]\}/[c/(c+d)] = \{[6/(6+94)]-[8/(8+92)]\}/[8/(8+92)] = -0.25 = -25\%$

风险差异 $RD = a/(a+b) - c/(c+d) = [6/(6+94)] - [8/(8+92)] = -0.02 = -2\%$

需要治疗的患者的数目 $NNT = 1/|[a/(a+b)]-[c/(c+d)]| = 1/|-2\%| = 50$

从公式来看,相对风险是在试验组中出现"是"的结果的受试者的比例,除以控制组中出现"是"的结果的受试者比例。而风险差异就是在以上这两种比例之间的差异。最后,需要被治疗的患者的数目其实就是风险差异的倒数,所以如果风险差异是 4%,那么需要治疗的患者的数目就是 1/4%=25。以这个具体的例子来再次解释上述几个公式的意思就是,服用药物的死亡风险比起安慰剂而言是 75%。也就是相对风险降低率是 25%,换种方式来说就是在服用药物组里死亡的风险比起安慰剂组而言要低 25%。另一方面,风险差异仅仅是 2%,因此服用药物本身将一个人的死亡风险降低了 2%。最后,需要治疗的人的数量是 50,因此我们将会需要给予 50 个人以药物从而避免一个人死亡。假设我们试图预估药物有效性,期望找到有效性高的药物/干预来降低死亡风险。从某个研究当中我们能得到一些效果大小,可以作为推断的基础。这时需要斟酌的问题是,应该用哪个指标? 如果使用相对风险减少量,意味着推断始于注意到药物似乎将死亡风险降低了 25%;如果使用风险差异,则推断始于注意到药物似乎降低了 2%的死亡可能性。

值得注意的是,大部分报道试验结果都叙述了相对风险或相对风险减少量,但是似乎很多都没有叙述风险差异,但单纯谈论这些相对风险容易导致人们产生错误的印象。比方说,相对风险减少量会告诉我们一个比例,这个比例显示的是,在那些有可能拥有糟糕后果(比方说最差的结果,即死亡)的人群当中,能够在干预下避免出现糟糕后果。但问题在于,患者其实并不一定清楚他们会不会碰上预料中最糟糕的结果。这意味着,只要这种结果是非常稀少的,某个患者会遭遇这种结果的可能性就不高,甚至在很多案例中可以说非常低。麻烦的是,人们用来做出知情的治疗决定相关的信息,其实是那些在所有参与试验的人当中,在干预的影响下避免掉糟糕后果的人和安慰剂组的比例,而不是仅仅在那些已然被确定是会遭遇糟糕后果的人群当中的比例,能真正表征这一结果测量的关键信息其实是风险差异,而不是常见的相对风险或相对风险减少量。

注意在这个例子里面风险差异显得比相对风险减少量更小一些。当所研究的这个结果本身很稀少的时候,通常这个情况比较多见。这一事实之所以很重要是因为它的心理学蕴涵,因为人们往往不大擅长推理可能性。如果我们确实倾向于混淆相对风险减少量概率和风险差异概率的话,会导致对于医学干预有效性的一个过度估计。在具体的医疗实践中,当医师面对的是与风险差异相对比之下的相对结果测量的时候,医师往往更愿意认同某个药物或疗法的干预效果,并且医师和患者都能更为准确估计有效性。

在循证医学支持者那里,医学干预的有效性似乎可以直接从得自试验的效果大小来推知,但这一点遭到了很多批评,因为很明显我们不能就这样简单地打发掉了各种影响和干扰因素,即所谓的偏倚(这一点在本书涉及"偏倚"的章节会再阐述)。简单而言,为了能够将偏倚因素结合进来考虑,斯特根那(Stegenga, 2018)推荐一种将有效性模型化的方式,他认为可以模仿气候模型专家预测未来气候条件的那种方式,这有点像在我们预测物体运动的时候将摩擦力考虑进去那样;另一种可能的方案则是用哲学认识论的术语来模型化对于有效性的测量,这也是当今科学哲学、认识论乃至作为交叉研究领域的医学哲学都很看重的热门话题,即使用概率来构造有效性的模型,这一部分已经在本书第四章"统计推断"中介绍过了。

参考文献

［1］Bevir M. Narrative as a form of explanation ［J］. Disputatio, 2000,1(9): 10-18.

［2］Bird A. Eliminative abduction: examples from medicine ［J］. Stud Hist Philos Sci, 2010,41(4): 345-352.

［3］Bird A. Inference to the only explanation ［J］. PPR, 2007,74(2): 424-432.

［4］Bird A. Philosophy of science ［M］. Montreal: McGill-Queen's University Press, 1998. Lipton P. Inference to the best explanation ［M］. 2nd ed. London: Routledge, 2004.

［5］Cartwright N. Nature's capacities and their measurement ［M］. Oxford: Clarendon, 1989.

［6］Guyatt G, Rennie D. User's Guide to the medical literature ［M］. Chicago: AMA Press, 2002.

［7］Harman GH. The inference to the best explanation ［J］. Philos Rev, 1965,74 (1): 88-95.

［8］Hempel CG, Oppenheim P. Studies in the logical of explanation ［J］. Philos Sci, 1948,15(2): 135-175.

［9］LaFollette H, Shanks N. Brute science: dilemmas of animal experimentation ［M］. London: Routledge, 1997.

［10］Lange M. The autonomy of functional biology: a reply to Rosenberg ［J］. Biol Philos, 2004,19(1): 93-109.

［11］Lemoine M. La désunité de la médecine: Essai sur les valeurs explicatives de la science médicale ［M］. Paris: Hermann, 2011.

［12］Lipton P. Inference to the best explanation ［M］. London: Taylor & Francis, 2003.

［13］Miller RW. Fact and method: explanation, confirmation and reality in the natural and the social sciences ［M］. Princeton, NJ: Princeton University Press, 1987.

［14］Millikan RG. In defense of proper functions ［J］. Philos Sci, 1989,56(2): 288-302.

［15］Méthot PO. Research traditions and evolutionary explanations in medicine ［J］.

Theor Med Bioeth，2011,32(1)：75－90.

[16] Nagel E. Functional explanations in biology [J]. J Philos, 1977, 74(5)：280－301.

[17] Okasha S. Philosophy of science：a very short introduction [M]. Oxford：Oxford University Press，2002.

[18] Reiss J，Ankeny RA. Philosophy of medicine [EB/OL]. (2016)[2020－06－03]. https://plato. stanford. edu/archives/sum2016/entries/medicine/.

[19] Reiss J. Causality and causal inference in medicine [C]// Solomon M，Simon J，Kincaid H. The Routledge companion to philosophy of medicine. New York：Routledge，2017：58－70.

[20] Rosenberg A. Reductionism in a historical science [J]. Philos Sci, 2001,68(2)：135－163.

[21] Roth PA. Narrative explanations：the case of history [J]. Hist Theory, 1988,27(1)：1－13.

[22] Schaffner KF. Discovery and explanation in biology and medicine [M]. Chicago，IL：University of Chicago Press，1993.

[23] Steel D. Across the boundaries：extrapolation in biology and social science [M]. New York：Oxford University Press，2007.

[24] Thagard P. How scientists explain disease [M]. Princeton，NJ：Princeton University Press，1999.

[25] Thagard P. The best explanation：criteria for theory choice [J]. J Philos, 1978, 75(2)：76－92.

[26] Williams TN，Mwangi TW，Wambua S. Sickle cell trait and the risk of plasmodium falciparum malaria and other childhood diseases [J]. J Infect Dis，2005,192(1)：178－186.

[27] Woodward J. Making things happen：a theory of causal explanation [M]. Oxford：Oxford University Press，2003.

第七章　用于临床实践的医学知识

　　这里的医学知识并不专门指那些在医学教科书上出现的用于学习和传播的、对于医学基本事实、原理和机制等的系统性描述，而是指在医学研究和实践中获取来用于诊断和治疗的知识。换句话说，医学知识是在这里被首要地看作临床实践的必要前提条件。

　　粗略的分类下，客观与主观是两种迥然不同的认知方式，它们被认为左右着人们构建经验和现实的模式。一般认为这两种方式本身不能被还原为彼此，但可以相互补充构成一个更为完整的知识体系。客观的认知模式倾向于给出形式化的或者数学性质的描述或解释，但它本身不是横空出世的，需要依赖于经验的验证和基于理性规律的推理才能发展出好的论证。有人直接将主观认知模式等同于叙事认知，强调其将个体经验置于具体时间与空间中的特征。简单来说，这种所谓主观的认知模式处理的是与人的意向、行动以及那些与之相关的世事之变化或结果等。

　　在医学中，诊断程序指的不仅是医师们熟知的那些操作步骤，而更是一种认识论意义上的方法，经由这种方法医师能够熟悉和了解患者的疾病状态，从而获得用于临床实践的医学知识。根据认知方式的分类，诊断知识本身也可以被看作具有客观和主观这两个层面。客观的有时也叫作理性推理的（discursive），主观的有时也叫叙事性的（narrative）。理性推理的诊断知识来源于医学检查和检测结果，诸如身体检查、实验室检查和程序等。叙事诊断知识的来源则是患者自身关于疾病症状或疾病体验的描述。

　　但无论知识如何分类，一言以蔽之，从医学认识论的角度我们应该关心的话题其实是，究竟医师在多大程度上能够确认这些无论是所谓客观还是主观证据最终能真正指向诊断的结果？换句话说，究竟基于这些检查检验结果和患者对于自身疾病体验的叙述，我们能在多大程度上确认由这些信息得出的诊断是确实可靠的？关于诊断事实上有着相当有趣的哲学问题，这些问题之所以是哲学追问，简言之，是因为它关注的问题是证据与结论之间是否存在着一种可靠的、稳固的关系。

　　在为一名患者整合出一套方案或者提供有关预后（prognosis）的解释说明之前，医师通常会先诊断，诊断的主要问题是确立这个患者到底得的是什么病。为了做出诊断，医师诉诸多种证据来源，包括患者的主诉、症状、实验室检测结果，以及患者生活中的一些经历和因素。假设在一个案例中，某患者告诉医师他苦于发热、畏寒、肌肉和关节疼痛。一般而言,绝大多数医师先给出的诊断可能是流感,因为在符合这几个症状的疾病判断中这是最为常见的。然而,如果患者的情况不止如此,比方说,后来医师在给她做身体检查时发现了她的腿部有一个不太为人注意得到的虫咬痕迹。如果再加上既有的治疗流感的方案没有使病情减轻,在重新仔细询问病史并得知患者的徒步经历之后,医师也许会重新做出诊断,认为该患者很可能不是患有流感,而是患有莱姆病。这是因为,尽管徒步和虫咬不是严格意义上的症状,但这些线索提示症状不是由流感而是由虫咬带来的细菌导致的,而这种细菌是莱姆病的构成性因果基础。

由此可见,诊断这一过程当中包含了对于很多要素的考察,包括从对一系列征象、患者呈现出来的症状、患者的背景信息以及关于诊断测试结果等的考虑,全方位的、尽可能详细和周全的考虑是为了能够更准确地推断出一个人是否有着某种特定的疾病。当涉及要解释疾病的在场时,不同的人可能还持有完全相反的哲学观,诸如整体主义和还原主义,它们之间有一个重要的区分:整体主义认为我们应该通过理解患者状况的整体语境来解释疾病,这包含患者的生活、家庭和诸如此类的种种,而还原主义则认为我们必须通过理解疾病症状的微观生理原因的方式来理解疾病。

有时哲学家会简化处理,认为诊断就其逻辑形式来看就是一种"对于最好解释的推断"或"溯因推理"(inference to the best explanation/abduction)。比方说,如果一名患者胸口疼并且咳嗽了几个礼拜,实验室检查显示结核分枝杆菌感染,那么诊断"肺结核"就能解释症状——细菌的在场解释了为什么患者苦于胸口疼以及咳嗽。这意味着,通常为了做出诊断,医师会尽力为患者的症状提供最好的解释,但这种推理形式的固有问题在于,所谓"溯因"的成分暗示它已经预设在某个患者那里存在着某种疾病了。由此可见,哲学注重考察、诊断这一过程内在的逻辑形式是否合理,而在当今文献当中,那些对于诊断测试自身可能性或者合理性的考察,更多地被化约为统计推断的问题来理解,统计推断这部分确实是当代医学哲学甚至更为广义的科学哲学、认识论等哲学分支的研究热点。

然而有些诊断,并不是非常具有解释力,自发的疾病就属于这类难以解释的,因为我们不知道它们的构成性因果基础。比方说,强直性脊柱炎是一种以脊椎关节的炎症为特征的关节炎,其症状包含关节僵硬和后背疼痛。但是当医师关于一名患者做出强直性脊柱炎的诊断之时,这个诊断本身并不能给除患者主诉的那些关于苦痛的描述以外再增添任何信息量。在本书第二章第四节"精神疾病的分类、诊断及其意义"中也曾提及,精神医学的批评者认为大部分的精神诊断并不具解释力,认为精神诊断所提供的只是对于症状的重新描述。这是因为精神医学的分类法本身就是基于症状的,基于分类法本身的精神医学的诊断不能再用来解释症状。但为什么诊断本身必须是解释性的呢?关于诊断似乎也可以采取一种实用主义的立场。基于这种观点,诊断不必要预设症状的一种因果解释。如果它可以被理解为只是提供一个类似标签的作用,即用在医师同患者或同事、医学生交流或者用于正当化后续的治疗方案这些方面,那它就不必是因果解释的。即它可以只具有工具性的意义，毕竟诊断必须得提供因果解释的这个要求可能过高且不大现实。

第一节 诊断测试的逻辑

除了诊断之外，我们也可以考察诊断测试。比如究竟应该如何评估诊断测试？这意味着需要检验诊断性测试的内在逻辑。由于诊断测试的逻辑前提是测试的精确度，因此澄清准确性对于诊断测试而言究竟意味着什么就至为关键，而究竟如何评估诊断测试的准确性则是与之相关联的另一个问题。在当今循证医学这一主流模式下，医学科学家认为随机试验是最好的测试医学干预有效性的办法（尽管这一点也存在着较大的争议，本书的前面部分曾经提及），主流的实践中，随机试验被频繁地用于评估诊断测试的准确性。在绝大多数情况下，为了评估诊断测试的准确性，都会要求将其与"金标准"测试相比较。但也有一些关于疾病的诊断测试不能以这种方式来看待，比方说预测亨廷顿舞蹈症或者阿尔兹海默病等疾病的基因测试。质疑来源于这样的想法：如果目前的医学发展程度决定了我们无法就这个疾病本身做些积极的事情，那么为什么要耗费时间和金钱来做这样的诊断测试呢？如果有人认为医学的目的就在于应用，因此如果它不能就某个预料的诊断结果做些什么，最好它一开始就不要做这样的诊断测试，否则对于患者而言只能是有害无益。但从"尊重自主"的生命伦理学原则出发，医师并不能直接替患者做这样一个不知道结果的决定，毕竟对于有些人而言，也许真相才是最为重要的，哪怕最后关于真相我们没有什么可做的。

除了以本书第四章"统计推断"所呈现的视角来审视医学诊断逻辑之外，当我们试图用某种医学测试方式来检验一个人是否患有特定疾病的时候，其实首先需要保证的是这个测试本身具有能够提供准确测试结果的能力。医学测试作为诊断的重要手段，但其结果并非像看上去那样简单明晰。有些医学测试是持续生理参数的测量，诸如血压或者荷尔蒙水平等，一般以数值的方式体现，还有些则关于一些特定的元素是否明确在场，诸如确认病毒或细菌感染、怀孕、患上癌症等，这些通常则以二值（阳性、阴性）的形式出现。为了能够理解医学测试的逻辑，比较简单的做法是先讨论以二值形式出现的医学测试。

测试疾病 d 通常会返回两个值，我们把这两个值分别叫作阳性（测试暗示疾病在场）以及阴性（测试暗示疾病不在场）。因为生理学属性被认为是两元的，就会有两种非此即彼的可能状态：患有疾病（d），不患有疾病（~d）。简单地排列组合一下，就会有以下的四种可能性（表 7-1），分别显示的是两个类型的信息：①是该测试下的结果显示；②下述括号中所列的，是实际的（但也许我们并不知道的）被测试者状态。一般而言，关于某疾病 d 的阳性测试结果显示了被测试者有 d，阴性的测试结果则显示被测试者没有 d。然而，测试多半是可错的（fallible）。有时候一个测试显示出有人得了 d 这种病但其实他们没有得 d,即假阳性,也有时候一个测试显示某个人没有 d 当他们事实上有 d,即假阴性。假阳性和假阴性都有比较严重的后果,比方说,如果是传染性疾病的假阴性率太高可能会造成公共卫生安全问题,如果是急性的疾病得到假阴性结果可能会延误宝贵的治疗时机;相反地,在测试传染性疾病时得到假阳性不仅有可能会导致被测试者的焦虑心理和压力,还可能会引致污名化和不必要的治疗,造成经济、心理和社会的多重负担。

表 7-1　以二值形式出现的医学测试

序号	测试结果显示	实际被测试者状态	准确描述
1	阳性	d	真阳性
2	阳性	～d	假阳性
3	阴性	d	假阴性
4	阴性	～d	真阴性

但上述表格除了显示出一个诊断测试有四种可能的结果之外,还显示了一个我们需要知晓的事实:这四种可能性里面只有两种是我们想要的。对于诊断性测试而言,"敏感性"和"特异性"这两个指标最为重要。诊断性测试的敏感性是测试的"真阳性":疾病在场的真实案例的比例,此种疾病在场是被疾病的案例识别出来的。敏感性是对于"假阴性"比例的补充:即真阳性疾病被错误地识别为不属于疾病实例的比例。因此,敏感性等于 1 减去假阴性率。诊断性测试的"特异性"是测试本身的"真阴性"比例:即那些疾病不在场的真实案例被准确识别为没有疾病的案例。因此,特异性等于 1 减去假阳性率。因此当一个临床医师来进行诊断的时候,他来回答的其实不是"是"或"否"的问题,而是他要判断疾病在场的可能性有多大,换话句说,眼下的这个患者患病的概率是多少。在这个意义上,医学诊断与筛选测试关联起来,因为前者需要借助于后者提供的结果。当医师收到阳性的测试结果时,他不是立刻断定这位患者确实患上疾病,而是必须基于这个测试结果来估计患病 d 这个可能性,只不过估算这个可能性需要首先能够理解这些指征的含义和解读的限度。

在一个准确度相对高的筛选测试中,比方说,假定它的敏感性和特异性分别是 99％和 98％。敏感性是 99％意味着如果一个人患有疾病,那么测试在 99％的情况下都提示阳性,因此其假阴性率就是 1－99％＝1％。特异性 98％则意味着,如果一个人没有这种疾病,那么这个测试提示了 98％的情况下都确实会显示阴性的结果,在此情况下假阳性率是 1－98％＝2％。现在问:如果一个人接受这个测试的筛查,这个测试显示阳性,那么这个人有此疾病的可能性是多少? 与我们的直觉反应不相符合的是,这个结果既不是99％,也不是98％,甚至也不是介于这两个数值之间或者更高的一个值。如果默认是99％或者98％,我们则犯了一个错误叫作基础率错误。

表面上来看,这个问题关乎基础发病率,即对于一个特定的疾病 d 而言,患病的人在

整个人群中所占的比例是多少。但这个问题也不是它看上去所呈现出来的样子,事实上我们根本没有这个信息储备来回答这个问题,因为它问的是,当下的这个患者,她/他患有某种疾病的可能性是多少? 这个问题的表述方式掩盖了它的真正含义,它要问的不是"可能性",而是"条件可能性":可能性就在于当一个人确实患有某种疾病的时候,测试他们有这样疾病的概率是多少? 使用符号来表达的话,简单一些重新表述这个问题就是:在给定阳性的情况下,d 在场的可能性。再形式化一点表达就是:$P(d|+)$ 的值是多少? 因此这个问题就最后归结到决定一个"条件可能性",有一个很方便的公式可以用来计算条件可能性,即诉诸贝叶斯定理。用公式表达:

$$P(d|+) = P(+|d)P(d)/[P(+|d)P(d) + P(+|\sim d)P(\sim d)]$$

尽管以上这个表达式比较冗长,但含义没有很复杂。试着赋予每项以具体含义:这个等式的左边第一项,即 $P(d|+)$,指的是在测试显示有患病的情况下一个人有相应疾病的可能性,这是前述那个问题修改之后的表达,即医师想要的就是这个条件可能性。等式右边的第一项,$P(+|d)$,是基于这个人真的有这个疾病的情况下这个测试将会提示这个人患有此疾病的可能性,也就是真阳性率,这个是前面已经告诉我们的 99%,也可以说是 0.99。下一个词项,$P(d)$,是这个人有疾病的先天概率,或者叫作疾病的基础发病率,注意这就是在原来那个问题的表述当中丢失的信息。我们需要知道这个量才能回答原初的问题。假设疾病在每 5 000 人里有 1 例,那么 $P(d)$ 值就是 1/5 000,或者写作 0.000 2。公式中倒数第二个词项,$P(+|\sim d)$,是在这个人没有疾病的情况下这个测试会显示其有这个疾病的概率,即所谓的假阳性率:$1 - 98\% = 2\%$,或者写为 0.02。公式中的最后一个词项,$P(\sim d)$,其实是这个人没有患上疾病的先天概率,即 4 999/5 000 或者 0.999 8。现在我们已经能够确定一个人在被测试出阳性的情况下也确实患有此种疾病的概率。把数值分别代入公式计算:

$$P(d|+) = (0.99)(0.000 2)/[(0.99)(0.000 2) + (0.02)(0.999 8)] = 0.009 8$$

结果约等于 0.01。用来解释这个公式的完整文字表述是:基于这个医学测试显示出这个人有这样的疾病的情况下(注意这个条件描述一定不能少掉,否则我们所说的就不是条件可能性了),这个人事实上有这个疾病的概率仅仅是 0.01。即在确认或者获知关于这个测试的阳性率之后,这个人只有 0.01 的概率会有这种疾病。现在可以看得到,这样算出来的结果 0.01 与前面的相距甚远。而之所以现在算出来的概率要比真实的阳性率和真实的阴性率低很多,是因为,在这个个案当中基础发病率或者说疾病的先天概率是比较低的。这意味着在所有基于筛查测试结果所做出的诊断当中,必须考虑疾病的基础发病率或先天概率,这意味着所有筛查测试结果的二元表达("是"与"否")都需要在具体的疾病个案中做诠释。对于医师而言,理解这一点的重要意义不仅在于自身医学知识的澄清和扩展上,而更在于体会到当为患者做诊断测试时也应避免仅仅简单知会其二元结果。

第二节 筛查

一、筛查的目的

筛查项目的目的在于积极地去寻求正面的答案。与诊断不同的是,筛选(screening)意味着将诊断性测试常规执行给没有症状的人群,为的是尽量能在早期发现疾病从而及时控制病情出现或发展。正如在诊断中一样,筛查意味着使用测试来帮助明确一个人患有某种疾病的概率。筛查的对象并非为出现了症状来寻求帮助的人群,但筛查试图在一个被定义的人群里面积极寻求疾病,不管是不是这个群体的成员有着可被注意到的症状。在医学史上关于是否应该为了某种疾病而对某些特定人群进行筛选的争论一直层出不穷。当代最为常见的例子莫过于有关年龄低于 50 岁以下的女性是否应该接受常规乳房 X 光检查的争论。比方说很多女性超过 50 岁都会常规接受乳房造影检查乳腺癌,这类女性中的大部分并没有乳腺癌的症状。而这与医学测试的假阳性、假阴性危害相似的是,过多筛查会造成不必要的经济、心理和社会负担,过少则可能会错失重要的预防和治疗机会,从而导致后期的成本更大后果更严重。

二、有关筛查的负面观点

支持筛查的人认为,我们应该积极地在人群当中进行筛查,以便于尽早地检测疾病。早期诊断能允许检测和可能采取的干预手段,恰恰是为了减少疾病的概率。既然一些疾病倾向于从不怎么严重发展到更为严重,筛查背后的观念就是为了尽早识别疾病,进而医师能够检测其进展以及当必要的时候能够做出干预。既然很多早期诊断的、可治疗疾病的很多案例都将会是致死的,筛查项目也能拯救很多生命。

关于筛查的悲观主义看法基于这样的一个理由,即认为它可能会导向"过度诊断"甚至"过度治疗",这确实也是当今医疗实践面临的一个较为常见的指控。当一个人确实能够被准确诊断出某种疾病的病理生理基础但是症状没有出现或发生之时,较容易出现过度诊断。进而,在过度诊断的基础上,如果直接按照被诊断的结果进行该疾病的常规治疗,就是过度治疗了。筛查项目确实能够找到具有疾病病理生理基础的人,且由于通常情况下很多人因为无症状而不知晓自身存在的危险因素,筛查至少提供了一个可能的机会用于决策后续的处理方式。但一旦走得过远确实有导致过度诊断和过度治疗的风险。比方说,对于良性肿瘤的处理方式需要更为谨慎,筛查确实能够找出人们所不易察觉的良性肿瘤,但并不是所有的肿瘤都需要进行手术处理。良性的增生并不总是需要处理,有很多所谓异常的生理状况也只是停留在异常而已,并不会对患者造成实质的损害。我们可以姑且把这两者区分开来,将不造成患者损害的异常状况仅仅称为生理异常,但是对于疾病的定义则要更加严格一些,事实上从规范主义的角度而言,单纯的生理异常确实不是疾病的必要条件,反而是将对于个体造成的损害作为必要组分。同样地,在过度诊断和过度治疗的界定中,也涉及对于疾病本质的定义。

如果只有对患者造成实质损害的才是疾病,那么良性肿瘤确实不是,也不需要处理,于是对于它的诊断和治疗就相应地变成了过度诊断和过度治疗,但是不可否认的是,所谓良性只是一个暂时的判断,这样的异常条件有可能不会止步,而正是因为考虑到这种可能性,不少人才会支持筛查和治疗,而不会将对于异常生理条件的干预看作一种过度治疗。反之,这种谨慎的态度也可能会走火,比方说,由于大部分前列腺癌症生长缓慢,很多被诊断出前列腺癌的老年男性并没有注意到症状,这意味着癌症对于他们没有造成实质意义上的损害。但是这仍然不妨碍在有些国家(尤其是发达国家)前列腺癌被频繁地诊断和治疗。这是因为医学在技术上取得了长足的进步,前列腺特异性抗原测试为基础的筛查被广泛地使用在临床实践当中。但是这里一个很明显的疑问就是,如果患有前列腺癌症的人没有实质意义上的损害,为什么要大费周章去诊断和治疗呢?有批评者甚至认为,那些大部分接受前列腺癌治疗的人,他们的生命质量并没有因此而提升,不仅如此,很多接受前列腺癌治疗的人感受到了相当严重的不良反应,而如果不接受治疗,他们可以避免这些伤害。总之,判断究竟过度与否,取决于疾病自身的确定性,正是因为关于很多疾病,我们的医学知识和相应的判断还不甚清晰,所以谨慎的初衷才容易滑入"过度"的后果。

现在我们来考察另一种情况下的假阳性,假阳性的出现会直接导向可能的过度诊断和过度治疗,因此其危险系数的增加尤其需要注意。非常好的筛查测试本身并不能保证一个准确的检测结果,对于低假阳性率和低阴性率的测试而言,如果被筛查的疾病本身发病率很低,即便有人被测出阳性,他们当中大多数都不会有疾病。在这种情况下,如果他们都去接受治疗,那么过度治疗的比例就会很大。这意味着在那些本身错误概率非常低的筛查测试中,如果合并了疾病的基础发病率极低这一事实,那么会出现一个假阳性率太高的局面。比方说,某种疾病的基础发病率是每5 000人当中只有1人患有疾病,且对于筛查测试而言,只有1%参与测试的人会实际上患有此疾病,但是当人们去接受该病种的筛查,在显示阳性的情况下,实际的情况是,有99%的此类诊断都是假阳性。幸运的是,医疗实践中并不会单纯因为筛查结果显示阳性就做出诊断从而开出治疗方案,而是会结合更为复杂的背景信息来综合判断,常规的主诉、查体所得的证据、实验室检验结果、其他各类检查结果、家族史病史等都要被纳入考虑,虽然这些因素是如何整合起来的,似乎没有一个既定的公式或算法,一般而言在实践中医师会凭借自身长期临床实践积累的经验来给出对患者而言利益最大化的方案,这并不是在暗示经验本身的不确定性并以此来暗示这个综合考虑的流程和决策无法在认识论意义上得到正当化证明,恰恰相反,很多被认为只是经验积累所致且说不清楚的程序可以进一步被澄清从而被正当化,经验并不是模糊化的代名词。

除了这些来自医学自身固有的不确定性特征导致的假阳性之外,特定的卫生保健系统制度和模式也可能会引发过多的假阳性率,比方说,在医疗的付费制度上,如果采取的是按照单个服务收费,那么出于营利的目的,医院和诊所可能会倾向于诊断出更多的阳性病例,或者倾向于开出更多的医嘱来干预所谓的阳性病例。另外一种与之相关的环境性因素还包括特定的法律制度和实践,简单而言,在一个医疗纠纷案件十分常见的社会中,医师群体可能会出于避险的动机而选择更为谨慎地做出诊断和医嘱,尽量不放过任何一个阳性案例,这就很可能导致假阳性率的多发。

综上,环境性因素对于医疗实践的走向影响非常大,但医学化现象本身对于诊断和治疗有着本质性的塑造作用,这一点在疾病范畴被拓宽的时候比较明显,只要当诊断所依据的标准发生变化,就会有不少原来被认为属于正常生理范围的人被划入异常。比方说,一般认为空腹血糖水平高于 x mmol/L 可以诊断为糖尿病,如果把 x 的值降低,会有更多的人被认为有糖尿病并被建议接受相应的治疗。另外一种情况是,在当今生物医学技术发展飞速的今天,医学研究的结果也可能会推荐某些特定的生物标志物作为新的诊断标准之一,这时疾病的范畴也可能会因此而拓宽,从而将更多的人看作确诊的患者并推荐其进行进一步的治疗。通过扩展更多的生物标志物检测或者其他物理参数测定等的实践,当然有将疾病诊断推向更为精准方向的可能性,但也有引起过度治疗的可能性。

最为经典的例子近年来一直颇具争议,即关于究竟女性在 40 岁时是否应该经受常规的乳腺造影筛查。非医学背景的读者在常见的体检套餐宣传中会看到一个稍显简单的版本,因为大部分信息不是模棱两可的,而是正面的宣传,即鼓励 40 岁及以上的女性能够常规地接受针对乳腺癌的造影筛查,这是因为医学专业群体从自身的角度发出的声音很难被忽视,提供造影的专业群体(诸如放射学家协会等)就推荐女性在其 40 岁时应该接受常规的乳腺造影筛查。当然反对者的意见也并不是空穴来风,在有关造影的各种危险的研究中,研究者认为有证据显示,40 岁女性接受造影检查的弊大于利,比方说让人暴露在放射线、不必要的心理和经济压力以及诸如由活检等操作带来的不必要的疼痛。反对者还认为,造影协会推荐造影似乎毫无凭据。

三、支持与反对筛查的理由

关于筛查总归有着支持和反对两种声音。

(1) 支持的逻辑一般是:不论如何,不论假阳性率是多少,只要筛查本身是有效的、能够找出真实的阳性案例的,那么就有收获,就能够在早期发现疾病并迅速将其掐断或者至少减少其损害。当被筛查的疾病本身具有致死性时,这种筛查就更加必要;即使一个筛查项目有着很多假阳性的案例,确实会给大众造成心理、经济压力,以及尤其对于那些被误诊的人而言,影响生活的心态,甚至导致经济上破产,这反而凸显了一点,即识别出真阳性案例是极为重要的。因为只要一个人被正确诊断出有某种致死疾病,那么她(他)的生命会被拯救,这个鲜活的生命就是筛查意义的所在。这里的问题就变成了应用伦理学视角的探讨,诸如对于个体而言,究竟应该怎样平衡常规筛查带来的利与弊?对于整体的公共决策而言,又如何决定公共资源是否应该投入在筛查上还是在其他更能促进公共健康的措施上?

(2)反对的逻辑则一般是:筛查总会找到更多的病例,我们越积极地去寻求病例就越容易发现病例,而这些被发现的病例中并不是所有的都会造成损害,因为它们有可能是假阳性案例,又或者只不过是一些不构成损害的生理异常而已,在权衡利弊的情况下,筛查的意义并不大。

事实上,筛查项目的利益确实有测量办法,斯特根那(Stegenga,2018)提及可以执行这样的试验:把受试者分成两组,第一组受试被筛查疾病 d,第二组不被筛查 d,经过一段(也许是相当长的)时间之后,在对比两组的情况下统计由于疾病 d 而致死的人数,从而测量所谓"疾病 d 的相关死亡率"。另外一个路线也是同样执行试验,但不再是只计算那些仅仅由疾病 d 导致的病死率,而是计算所有的死亡率(当然这很可能需要更长的时间),即测量"所有原因死亡率"。这两个操作所得到的指标都可以用于评估筛查项目:①疾病相关的死亡率;②所有原因死亡率。经过这种计算和对比,有些筛查项目确实降低了相应的疾病相关病死率,但是令人惊讶的是,似乎在"所有原因死亡率"指标上,被筛查的组和未被筛查的组之间没有什么差别,这意味着,被测试的筛查项目可以降低那些由被筛查的疾病 d 导致的病死率,但是不能降低总的死亡率。

关于这一点结论如何解读则有着更具分歧的意见。一个极具"创意"的猜想是,认为总的死亡率没有降低不是因为筛查没有效果,而是筛查在某种程度起了反作用,引发了小小的死亡数字的增长,只不过这个小小的死亡增长不是被筛查的疾病 d 导致的,筛查本身确实减少了疾病 d 的相关死亡率,但是它在其他方面引发了某些层面的死亡率的小小增长,然后这个小小的增长与它降低的疾病 d 相关死亡率差不多抵消了。另外一种解读是,对于个人而言最重要的无非是活着还是死了,因此最为相关的指标就是所有原因死亡率。按照这个逻辑,既然筛查项目在所有原因相关死亡率上似乎没有什么贡献,那么筛查项目就并不值得推荐了。

在第六章第五节"测量效度"里,我们曾谈及其中的一个指标 NNT(需要被治疗的患者数目),这在用于评估现在我们谈到的筛查项目时会尤其有意义,因为大部分参与筛查的人自己并不能从筛查中获得直接好处。可以说,大部分人都只是分数的分母罢了,多数的预防性干预只能对极少数人起到积极作用,估算来说,干预影响到人的比例只能占到 1/100,甚至 1/1 000。即便如此,支持筛查的人还是会抓住这 1/100 或者 1/1 000 的机会,认为只要确实有人能从筛查项目中获得早期干预的好处,对于这少数人而言收益就是无价的,如果可能会杀死一个人的癌症在早期能够被检测出来进而被移除,那么这个人的生命就能被拯救或至少可被延长。如何在卫生经济学的视角中评估这个观点，有待进一步的经验、证据收集和学科自身的方法论完善，但是卫生经济学的考虑，无论结论是怎样，都独立于伦理学的考察。然而，伦理学的考量似乎也不能给出一个直接的答案，至少不能直接告诉我们，究竟是筛查很多人耗费这些人当中每个人的一点时间、精力和身体上的代价来救少数几个人更为值得追求，还是反过来认为这明显不符合多数人的利益，所以不值得做道德意义上的推荐。记住不管你的答案是哪个，都需要给出自己的理由和论证。

第三节 诊断过程（程序）

一、诊断过程（程序）的步骤

诊断过程在某种程度上可以类比福尔摩斯的探案，从找寻线索到选择合适的推理方法，再到建立模型，最后到结论，大部分时候还辅以对于研究方法论与过程、所获取证据的质疑与反思。与人们日常经验中的想法不一致的是，医师所寻找的其实不是真正的结论，从因果关系上而言，最后医师找到的所谓"结论"才是当初的疾病之"原因"。传统意义上知识的形式是理性推理，英语文献中的表述是 discursive reasoning。所谓discursive，指的是一种不从直觉中来的意思，也就是需要借助于命题为基本单位来进行推断，这些命题之间是一种基于理性推断的逻辑关系。20世纪早期的医学专家强调对于患者症状的病理学分析和患者自身的生化组成的考虑。而当今世界，患者的基因构成则成了诊断程序里更为重要甚至是不可或缺的组分之一。目前有关医学诊断程序模型的认识论相关问题的探讨，主要集中在诊断性假设（diagnostic hypothesis）和医疗错误（medical errors）的产生和正当化上。

诊断程序通常需要先分类再测量，即首先要明确疾病状态的范畴划分，然后才是对于患者症状的量化。分类本身则需要首先忽略患者个体身上疾病表现的区分。准确测量的意图是为了获得更为精准的临床证据，从而用于指导医疗实践。当然也会有一些策略可当作用于获得疾病状态事实的手段。这其中最为重要的且与哲学认识论最为相关的是医学事实如何被利用或被诠释来决定一名患者的疾病状态或者做出诊断。最后当更多的医学数据搜集和加工都对于结论的获得显得冗余时，这个诊断过程就可以告一段落了。

诊断的关键在于首先形成一个假设，这一假设的形成依赖于从患者主诉那里获得的症状和医师所观察到的临床征象（clinical signs）。相对而言，临床征象对于评估诊断假设而言尤为重要。医师首先从患者主诉那里形成一个基本的或初步的假设，这一假设既可能被确证,也可能被否认,当然检查结果也可能显示与原有假设相左的判断。

接下去的一步便是在证据的辅助下形成更多的假设,这样就需要更多的医学测试和检查。对于形成最为精准的临床诊断而言,能够形成相关的且有效的一系列假设对于接下来的各个步骤而言非常重要。拥有这一系列假设的好处是使得医师有可能做鉴别诊断。在鉴别诊断中,医师需要查看是否所有已知的临床数据或证据都指向确定的诊断。鉴别诊断的产生与在科学研究方法中常用的提出假设再验证假设较为相似。区别在于医师不能修改参数的数值,而在科学研究的实验中,改变变量的数值是常见且必要的操作。

二、临床知识的特征与评判标准

库莱汉和布洛克(Coulehan and Block,1992)定义了四种常见的医学假设:①疾病假设,即医师对疾病做出的诊断的假设;②与之相关的叙事假设,也就是关于患者讲述的故事的假设,在这个假设里医师需要评估患者给出的故事是否合理,这一故事又是否能够与基于临床检查和检验的证据相一致;③形成关于患者性格特质的假设,比方说评估患者是否具有准确道出其病情信息的能力,以及对于患者依从性的判断;④关于医学面诊(medical interview)的假设,主要关于评估在这一过程中有可能出现的错误和问题。这几种假设对于形成关于某个特定患者的临床知识而言,尤为关键。

对于临床知识而言,最为重要的特征是其精准性。临床信息的准确性既依赖于面诊和临床检查的结果,更依赖于患者本身信息的准确性,诸如现病史与既往病史等信息来源的主要提供者便是患者本人。卡西尔和科佩尔曼(Kassirer and Kopelman,1991)认为临床知识的精准性要看它的有效性,这就包括医师直觉判断的表面有效性,基于信息能否表征在功能上连贯一致的数值的所谓"建构"有效性,以及基于信息能否与一些已知标准比较的所谓"标准"有效性。再者就是"内容"上的有效性,即其内容能够代表被评估的项,以及能否表示被测量项目的各个维度。

由此引发的问题便是这样的临床知识如何被正当化,即我们需要一个标准来操作。关于这一点,卡西尔和科佩尔曼(Kassirer and Kopelman,1991)提出了九条标准。这些标准涉及临床证据的各个方面。

小资料

如何正当化临床知识?——卡西尔和科佩尔曼的九条标准(指引)

(1) 要考虑一些特定的、潜在的关于个人私生活的信息,这些信息诸如饮酒、药物使用以及性行为等,患者吐露之时往往容易尴尬,因此信息容易不完整甚至错误,如果有可能,这类数据应该被检验核实。

（2）对于由患者群体的某个亚类(比如说,滥用药物者和那些有着情感、代谢或认知障碍的人)提供的信息要保持一种审慎态度。相关信息应被独立来源所确认。

（3）必须确信患者理解了问题。语言障碍、专业术语的使用以及未能很好地与适当智识和教育水平的患者进行对话,都可能是错误信息的来源。

（4）必须认识到医师所提出问题的本质可能会引发令人误解的回答。为了能够对抗这种潜在的曲解,医师应该尽量保持客观,并且尽可能允许患者以一种自由叙事的方式来展现其疾病故事。对于重要问题的忽略也会导致数据的不完整。

（5）必须认识到患者对于自身医疗史的记忆可能会出错,这部分地是由于他们缺少医学专业背景,但也可能只是正常记忆中发生的变化而已。

（6）任何一个医师都知道,之前的诊断有可能出错。当回顾患者以前医师的报告或者信息时,需要独立地评估这些临床和实验室数据,而不仅仅是从表面上理解早前的诊断信息。

（7）如果想要最佳表现,则需要对患者之前疾病的可得材料进行复审,尤其是当被报告的发现并不能与当前的假设符合时。

（8）错误信息的识别是诊断过程的一个重要方面。当信息被获得时,它是在当前诊断假设的整套设定下被评估的。这类数据随后被用于修改医师关于患者临床问题的看法。我们往往习惯以实验室数据的敏感性和特异性来考察这种数据。敏感性和特异性越低,假阴性或假阳性结果的频率就越高,其关于当前假设的影响或意义就越不明显。潜在错误的历史性数据也能以同样的方式被审查。当信息不能与当前的假设吻合时,需要把它呈递给进一步的仔细检查以及被考虑作为一种假阳性或者假阴性结果来看待。举例而言,如果一个有体重意识的(weight-conscious)患者否认自己使用催吐或利尿剂但又同时患有不可解释的氯敏感代谢性碱中毒,看待此类例子总是需要带有怀疑的态度。

（9）医疗记录当中患者信息的准确性与记录本身的质量紧密相关,缺失的信息也引致错误。除此之外,医师难以辨认的笔记也不是什么小事情,尤其当关键信息因为不可解码的潦草字迹而缺失了的话。

值得澄清的是,与疾病诊断相关的临床判断也不一定需要非常整全的有关患者症状和征象的信息收集，有一个较为充分的即可。 但问题是如何界定"较为充分的"，怎样的充分才叫作"充分"呢？ 从实践的角度上来说，医师很难确知自己获得的信息是否充分；从理论上来说，医学作为一门科学，本身就因为生物机体的复杂性而具有极大程度的不确定性。 绝大多数医师在长久的实践中都体认并接受了医学的不确定性这一论断。 说到底，不管医学如何积极地与生物科学或其他自然科学整合，不确定性至多只能减少而不是消除。

然而即便是信息尽可能地完整，同样也会有医疗错误的可能性，比如在面诊时获得的信息错误。 诊断错误的分类较为多样化，有相关研究依照基于行为的认知分类法（action-based cognitive taxonomy）将医疗错误做了细致的分类，在这种分类法下，错误被认为无法获知依照计划执行的结果，但这种错误不是基于偶然的概率，那么还有什么本质性的原因促成了这种错误的产生呢？ 张等人（Zhang, et al, 2004）将所谓的医疗错误分为两大类： 失误（slips）和错误（mistakes）。 这两者的差别在于，失误是基于某种对于正确行动序列的某种错误执行而导致的，而错误则源于某种对于错误程序的正确执行。 失误则基于完备信息下的行动，而错误基于某种非完全知识。两种类型则各有更为细节化的分类，比如在评估和执行上的区分。 格鲁普曼（Groopman, 2007）则基于医师认知偏见的原因，将错误分为表象错误、归因错误和情感错误。 表象错误源自认知上固有的刻板印象，比方说，习惯性地将瘦削的体型与心脏病关联起来，而因此倾向于判断一个来就医的声称胸痛的人有可能罹患心脏病。归因错误常见于由于偏见而将疾病的原因归给自己偏向于认为的某种原因，诸如患者的性格特质，比方说，将疾病的原因归于患者的生活方式。 情感错误的原因是由于与被诊断的患者具有了某种情感上的关联，而倾向于判断患者没有致死性的疾病。

| 第四节 | 生物医学技术与医学知识

当代生物医学技术的进步为医学知识的进展也带了很多新的契机。由于不再局限于医师个体与患者个体之间依靠传统的问诊、望诊、听诊和触诊等方式来获得信息，医学知识的特性和构成因为技术的发展而有了本质的变化。其中，有几类技术的进步带来的影响尤为明显。勒法努（Le Fanu, 2002）认为，生命维持技术、诊断技术和外科技术这三类的意义最大，而诊断技术的进步使得医师对于患者身体的认识更为精准，患者的身体对于医师而言甚至变得透明。比如 CT 和 MRI 技术带来的对于认识身体的便捷，以及 B 超技术对于从卵泡发育到胚胎生长各个阶段的监测，都具有关键性的作用。但也有人认为所谓的透明性并不见得好，反倒是一种负担。透明性本身当然提供了便利，但随之而来的便是较为复杂的伦理问题，正如媒体文化专家诸如范迪克（José van Dijck, 2005）的观点所揭示的：所谓透明的身体，并不是像医学科学所声称的那样具有绝对意义上的透明，它其实是被中介过的，是一种文化的产物，而这种文化正好借用了完美性和可塑性的优势。

医学技术的好处在于能够提升诊断的精准度，在过去几十年间使用仪器所测出的以数学和图像所表征的医学检测报告，通常被认为是"客观"的象征，但这种"客观"究竟在多大程度上真的客观？这个问题的回答基于我们对于客观的定义和要求。与此同时，反思者则极力倡导和强调医学在一种本质性的意义上是人文的，且认为技术不论发展到何种程度，都不能从根本上决定医师的诊断，因为医师的诊断，无论如何都会受到医师本人的预设以及前见的影响。以一个常见的临床案例作为说明：主治医师认患者的疾病是由肝功能紊乱引起，因此倾向于按照肝病作为主要的诊断。案例中的中年女性有腹腔积液和全身水肿的历史，当前的主诉是腿部水肿。刚开始的鉴别诊断中的确考虑过肾脏、肝脏等相关疾病，但由于该主治医师的关注点一直在肝病上，很多与心脏病相关的较为明显的症状都被医师错过，诸如呼吸不畅、颈部静脉的曲张以及心脏听诊发现的声音等，这些在事后想起来都是典型的心脏病症状，但是主治医师在诊断之时并没有注意到。这个例子说明无论技术的发展如何迅速，真正决定如何使用技术、采纳和整合来自技术的材料的始终是人。

同样受到医学技术影响的，还有那些与生死相关的概念，在医学技术的发展下，这些概念本身得以重新定义。20 世纪对人类生死概念和生死观影响最大的技术是器官移植。在器官移植的需求带动下，身体的死亡不再是呼吸和循环系统的停止，而是被心肺复苏技术所改变，脑死亡标准的提出作为一种可操作的判定死亡的标准。这一标准的盛行有利于更多的器官能够被保存，从而用于器官移植。进而死亡标准又从脑死亡进展到全脑死亡，但较为麻烦的是，即使是全脑死亡，还是有诱发电位检查和神经体液活动。于是又有人提出，也许应该以高级的脑功能死亡作为死亡的标准，或者认为认知功能的全部丧失才是死亡标准，但也许更有可能受到当代社会承认的办法是用一种人文主义的视角来取代物理主义的纯生理视角。在本书第二章第三节"脑死亡的定义与标准"中，我们曾经谈及这个问题，并提出了脑死亡的定义可以在社会建构的意义上得到理解。

但技术也为医学带来了其他问题，比如技术的广泛使用有产生滥用的风险。技术在治疗上不恰当的应用，尤其是那些涉及生命支持系统以及在诊断过程中过度使用的技术。这些问题展现了这样一个现状——我们对于技术的迷恋、过度依赖与信任。对于技术的执着，在某种程度上显示了人们对于确定性的迷恋。卡塞尔（Cassell，1997）指出，虽然技术一开始是被用来服务于人所需要的目标，但这个目标却最终在技术的影响下被重新定义了。在医学这里，技术使得其目标从关注一名患者的患病体验到与某种疼痛相关联的一个身体部位。这一转变使得医学的目光中作为整体的患者不再出现，取而代之的是一个个单独的、割裂的部件，而在像马库姆这样的人眼里，最好出路仍是采取人文医学的思维模式。

参考文献

[1] Cassell EJ. Doctoring: the nature of primary care medicine [M]. Oxford: Oxford University Press, 1997.

[2] Coulehan JL, Block MR. The medical interview: a primer for students of the art, second edition [M]. Philadelphia, PA: F. A. Davis Company, 1992.

[3] Groopman J. How doctors think [M]. Boston, MA: Houghton Mifflin, 2007.

[4] Kassirer JP, Kopelman RI. The accuracy of clinical information: 2. the physical examination [J]. Hosp Pract, 1991,26(5): 17 – 25.

[5] Le Fanu J. The rise and fall of modern medicine [M]. New York: Carroll & Graf, 2002.

[6] Marcum J. An introductory philosophy of medicine [M]. New York: Springer, 2008.

[7] Solomon M, Simon J, Kincaid H. The Routledge companion to philosophy of medicine [C]. New York: Routledge, 2017.

[8] Stegenga J. Care and cure: an introduction to philosophy of medicine [M]. Chicago: University of Chicago Press, 2018.

[9] Van Dijck J. The transparent body: a cultural analysis of medical imaging [M]. Seattle, WA: University of Washington Press, 2005.

[10] Zhang J, Patel VL, Johnson TR, et al. A cognitive taxonomy of medical errors [J]. J Biomed Inform, 2004,37(3): 193 – 204.

第八章 叙事医学

第一节 叙事知识

一、叙事的要素

在本书第六章"医学解释与推断"中较为简略地介绍了作为解释的一个类型或方式的叙事解释，这里我们将叙事医学做一个更为全面的介绍。根据凯瑟琳·亨特（Kathryn Hunter）的说法，医学在本质上就是叙事的，医学的日常实践就被故事所填满。卡塞尔提出了一个有趣的对比：医师在日常实践中用以询问患者的问题几乎都以"是"或"否"收尾，这种方式能够较为方便地获得直接、清晰的答案，但患者并不倾向于以此种方式来回答问题，而是总以一种讲故事的方式来回应问题。

沃思（Worth，2008）则认为苏格拉底三段论的例子可以用来让人一眼看明白究竟叙事包含哪些要素。如果我们只是采取经典的三段论来理解苏格拉底，比如：①苏格拉底是个人；②所有人都终有一死；③因此，苏格拉底也终有一死。那么我们只能得到一个合逻辑的结论，但是在叙事角度下，苏格拉底是一个挑战传统的人，他的质疑使得很多他的同时代雅典人觉得不安，因此他们声称苏格拉底渎神并判他服毒而死。可见在叙事模式下，严格意义上的逻辑结果是不相关的，这意味着产生一种叙事知识就等同于知晓在一个故事中究竟什么东西是什么样子的那些信息。

简单而言，叙事就是讲故事（story telling）。同样的经验材料或素材，辅以不同的叙事方式，会给人以非常不同的观感。试想在没有叙事的情况下，我们的经验世界会呈现碎片状，没有整体性和连贯感。虽然说不同的人会道出相当迥异的故事，也有可能很多故事并没有严格意义上的连贯性，但没有任何一种叙事是难以想象的。叙事能提供一种线索，沿着这条线索，经验世界的线索按照特定的时间序列被串联起来。因此串联起经验素材的既不是逻辑关系，也不是因果关系，而是类似于剧本中的故事情节。这些情节不仅能够把那些在时间线中的线索串联起来,更能关联不在时间线中的诸事件。

二、医学叙事的意义

叙事知识依赖于故事自身中那些心照不宣的维度,这些知识对于理解故事本身内部潜在的、复杂的线索而言至关重要。如果没有这些重要线索,聆听故事的人无法把握故事的核心,甚至会曲解故事。这一点被认为在医患沟通中特别重要,被视为尤其值得借鉴的方法和视角。温伯格(Weinberg,1995)所举的经典例子正好可以揭示叙事对于医师专业工作而言的重要意义。这个故事中,女主角是主诉慢性腹痛的年轻女性,她在拜访温伯格医师之前也去看过几位医师,并都做了相应的实验室检查,但是前面几位医师都未能给出明确诊断。温伯格医师却能够与这位女性患者找到共同爱好,并以此为切入点慢慢地与该患者建立一种人际关联,这使得患者愿意再度回访医师,并使得医师在回访中发现了前期没有发现的患者的眼袋,于是医师开始尝试追问患者的睡眠状况,正是由于在前期建立人际关联的基础上,该患者信任医师,因此告知医师其十多年前被其姐姐的男友性虐待的事情。温伯格将此作为一个例子来说明与患者建立人际关系(connection)的重要性。他认为这种关联是进入患者叙事世界的关键,而如果不能踏入和理解这个世界,那么医师对于患者真正的帮助会大打折扣。部分读者对于这个例子可能持有怀疑,并认为温伯格之所以在这个案例上成功了,只是因为这是个精神科的案例,对于其他的医学分支而言,也许所谓叙事不会有这样的关键性作用。但这个例子至少能够展现在医患沟通当中,信任本身能够打开一个通道,让医师能够进入患者的叙事世界,这一叙事世界尽管主观,却隐藏了诸多与患者病史相关的真实信息,这些信息对于疾病的治愈而言都是至关重要,无论患者所患上的是精神疾病还是单纯生理层面的疾病。

叙事的真正意义,不是像在三段论中那样追寻逻辑结果,而在于过程本身。叙事还展现出一种"当下性"(presentness),即任何一个事件本身都不是逻辑的结果,而是面向无数可能性开放的。虽然未来的事件在某种程度上都由过去的事件所影响,但未来的事件本身仍有一定的独立性,并不能完全被预知。诸多事件并不一定会沿着特定的路线发展,因此完全有可能产生截然不同的结果,即便是原来的序列一再重复,也不见得会产生一样的结果。因此,比方说,苏格拉底之死并不是必然的结局,因为也有可能苏格拉底在听闻别人对于他的指控之后就决定不再继续原来的行为了,或者城邦的人突然良心发现决定不再指控苏格拉底,又或者苏格拉底的朋友们强行从牢狱中救走了苏格拉底而不管他是否愿意。

叙事推理与叙事知识的产生都要依赖于想象力,这当然也会成为他人诉病叙事的一个"把柄",因为想象力通常没有获得理性推理那样的地位。然而,心理学却看重这一能力,想象的能力无论是在知晓上,还是学习上都起到了重要的作用。如果叙事本身经过精细的构造,即能够很好地整合相关的数据和材料以及拥有设计得好的情节,对于读者而言就会相对容易掌握那些潜在的、隐含的因果关联。设计得糟糕的那些情节和故事很难让人跟得上，因为那些难以理解的故事碎片之间的衔接令人费解。叙事推理的能力本身也正如逻辑推理一样，能够在相应的活动中被增强。重建叙事本身也需要一定基础的理解力。正如逻辑推理能够产生命题知识一样，叙事推理也能够产生相应的包含情感含义的知识，而这种知识通常由于其材料的丰富性和生动性而比抽象知识更有影响力。

三、叙事的有效性

尽管叙事提供了一种关于生命过程的整全的描述，一个更为重要的认识论问题在于叙事知识的有效性或者真值，这一点前文也有所提及，毕竟在医学中倡导叙事，首先要解决其有效性的问题，否则很可能一开始就丧失了说服力。当然对于哲学家和逻辑学家而言，在真实与虚构之间划出界限是长久以来的基本认识论问题，并不仅限于叙事。可以预见的是，逻辑推理知识的支持者从自身立场出发会倾向于质疑叙事知识的真实性，尤其是希望知晓究竟如何在叙事知识中区分事实与虚构。我们可以把这个质疑看作对于澄清叙事的一个很好的推动力，但是需要注意的是，用来正当化逻辑推理的方法很有可能是不适用于叙事知识的，即并没有什么经验性的或者逻辑的办法来确认叙事的有效性，至少不是在一种自然主义或者经验主义的意义上，否则就会再将叙事还原为一种科学或实证的东西了，而我们恰恰是要凸显叙事作为一种他法的特别之处。

尽管自然科学的方法在解释自然现象上迄今获得了巨大成功，这并不意味着历史研究本身就需要被转换成一种类似自然科学范式的研究，历史学家海登怀特（White，1987）认为历史学家们持续使用的叙事性质的表象模式并非如批评者所想的那样显示了历史学方法论上或理论上的失败，历史也并不是简单地将自身虚拟的故事结构强行加进了那些前叙事的历史现象中从而才构成了自认为的那种叙事知识。叙事自然主义者（narrative naturalists）则认为叙事之所以是产生知识的有效形式，是因为它在某种本质的意义上是精神活动的产物。以这种方式来看，故事就不仅仅是被发明出来的，而是作为概念和认知的设备自然发展起来的，要么它就是与我们逻辑和语言学的能力一起发展起来的，要么就是作为它们的基础而发展起来的。

但也许可以简单点来理解叙事，就像哲学家一般认为的那样，以个体认同的方式来正当化自身。哲学家泰勒说在叙事形式中我们无可避免地理解自身，它的强度、程度就像一种"渴求"。同样是哲学家的麦金太尔也认为叙事是一种生命的渴求，在叙事中人追求其完美。在麦金太尔看来，叙事是人作为道德自我的核心，道德自我的内涵中包含了对于我们的社会角色是怎样的一个表象以及这整个角色是如何被免除或消解（discharged）的叙事，它由诸如一个人要做什么事情、如何做以及在一个社会内部个体之间如何相互影响的这些叙事组成。

四、医学实践作为诠释的活动

在医学中,诊断程序本身的确可以确保获得较为客观的数据,但如果要获得一个完整的关于疾病的描述,那么这一描述之中就必须包含主观的部分,也就是在其中患者能够用叙事的方式简述其患病的经历(illness experience)。患者叙述自身症状的方式形塑了医学知识的内容,尤其是关于诊断知识的内容方面有影响,进而再影响治疗的结果。如果在收集病史材料的过程中,医师未能获得较为整全的关于疾病症状的信息,就会影响其做出准确的诊断,进而影响整个治疗方案的有效性。医学实践在某种程度上也许比日常想象中更类似于我们谈及的文学诠释。在这种观点下,患者被看作一个需要被解读的文本。更为激进的想法则认为医学实践本身就是一个诠释的活动,是一种将科学抽象与个体案例相适应的过程。生物医学模式自然有其客观一面的优势,它能够不断趋近准确的数据,但代价是忽略了或者说悬置了个体存在论上的关涉。对于很多医师而言,与临床诊断唯一相关的个人信息就是吸烟、喝酒甚至吸毒史,其他的个人生活习惯大多可以不列入考察的范围之内。

马库姆写道,悬置患者的个人生活本身是当代医学照护质量危机的主要原因。这一观点认为将患者抽象出来当作器官或类似生物零部件来看待的做法使得医师与患者之间的沟通不充分,医师不能获得患者的尊重和赢得患者信任,这使得医师对于患者的个人历史和特征都没有全方位的了解,信息的不全不利于在最好的认知基础上形成正确的诊断和相应的方案,信任的缺失本身也使得患者不愿意主动呈现与疾病相关的个人生活。

亨特对此颇为抽象的表述是:"患者作为文本和医师作为受教育良好的、对于这一文本做仔细解读的读者的这种比喻,在捕捉医师和患者之间情感性的和认识性质的关系的复杂性上能起到非常大的作用。"(Hunter,1991)这一点呼应了马库姆以及与他一样持有人文医学模式的学者提出的口号,即重视患者本身而不是那些孤立的、貌似客观的叙述。生物医学模式倾向于认为症状与征象必须能与疾病直接相关联,患者所汇报的某个征象必须是被医师能够发现或识别的,否则患者的话便不可当真。

然而,这是已经预设了一个"真"的绝对标准。对于医师而言,最为重要的应该是能解读何以当前这个患者的这个症状对于他而言是一个症状。这句话的意思是,症状本身不是一个与患者相分离的对象化的存在,事实上症状总是对于人而言的症状,医师作为前述的解读者,具有义务对这个发生在特定患者身上的症状解读为症状。问题就在于在传统的生物医学模式下,症状只能被解读为一般化的特征,即可以发生在各个人身上的、完全同质化的特征,但实际情况是症状是每个患者有其个别的表达和特征。医师必须能够理解对于患者而言疾病的意义是什么,而这一点经常能在患者关于疾病的成因的解释中找到,即患者究竟认为其自身患上的疾病是基于什么样的原因。通过对患者所做的疾病归因的理解,医师能够更好地知晓患者的行为基础,而正是借助于这一点,医师对于患者的医疗照顾才能更为个体化、更为深入。

换句话说,认为自己患有某种疾病,是患者将疾病的意义赋予自身某种纯粹的身体功能紊乱的一种行为,而医师恰恰应该发挥一种能通过医学检查和检验来挖掘这一疾病体验之于患者的意义。这种视角的转换是能够认同并接受叙事医学的关键。因此事实上医师的任务不是一个类似于机械技师的任务,患者的身体也不是一台机器。对于患者而言,症状根植于患者自己的故事当中,这些故事不能被简单地化归为生理学的和病理学的特征,也正因如此,叙事医学的倡导者们鼓励医师进入疾病的叙事中,并认为只有如此才能真正进入患者的疾病体验之中。在这种视角下,医学检查当中追问病史的部分恰恰就是要去寻求患者关于自身为何患病的一种解释,而不仅仅是去知晓一些孤立的、中立的信息。当然医学叙事并不真的如故事般可以加入虚构的内容,它需要接受事实的检验或验证。叙事本身要具有合适的能力去解释与患者的经验相关的证据和观察。亨特认为,首先,诊断应该可以解释得了患者目前的症状和那些能够从临床检查以及实验室检验中获得的征象;其次,相应的诊断要能够对于所有的专业同行和患者本人而言是可接受的,但是这一点事实上也许值得商榷,患者是否能够认为一个诊断是可接受的,这一点很可能在医师这方面是不可控的;第三则是通过诊断所表现出来的这个医学叙事,它必须能够被一般化并推广到其他的具有类似症状或征象的患者身上去;最后,这个诊断必须能够指导医师尽量做出最为有效的治疗方案。

不仅如此,叙事本身也不是单向度的聆听,不是医师被动地聆听患者的故事。卡塞尔认为,患者可被比作文本,医师可被看作评论者,但评论者需要创造出一个文本来,即一个关乎患者疾病的文本。无论患者的文本是否直接与其疾病经验相关,医师作为职业群体,他演绎出来的生物医学文本总归要能把他对于患者体验的诠释转化为医学科学性质的语言,这样同行之间才有互通性。在这种意义上,医师的生物医学"文本"不能再被认作原来的患者经验,这样已经经过转换的医学语言,用来作为与专业医疗同行进行的沟通手段,才是医疗过程中最为主要的文本和今后用作示教的范本。从这个意义上来看,叙事的过程和医患沟通、解读的过程更像是一个法律意义上的判例,可供在类似的情境中借鉴。

第二节 | 叙事治疗

叙事之所以在医学认识论层面得到关注,恰恰是因为它在治疗上的关键作用。换句话说,叙事过程的意义不仅仅在于使得医师解读了患者这个文本或者在倾听的同时安慰了患者,更是因为医师能够基于这个过程提供一个有效的治疗方案。可以说,叙事治疗的有效性才是证成叙事医学的关键。

也许我们现在可以从一种叙事的角度来审视传统生物医学模型与叙事模型的差异。在传统的生物医学模型当中,患者的讲述被认为是必须符合既定的答案的,要么是,要么否,带有主观情绪、情感的一律被过滤掉,这被认为更加有利于呈现一个清晰的病史从而帮助达到一个尽可能客观的诊断和随之而来的治疗方案。但是,问题恰恰在于,如果疾病本身就不是一个客观的物呢? 在叙事医学这里,视角的转化恰恰是因为预设了另一种关于疾病本质的看法,这一看法决定了叙事疗法的策略。事实上,如果叙事疗法被看作一个类似于菜谱或说明书的机械步骤,那么患者就会有着一种别被人施加了某种操作而自身却被置于这个对话之外的体验,这样的话结果只能是这个疗法没起到什么积极的作用。

在叙事的过程中,医师不仅仅要去主动体验疾病的叙事,同时也会被"召唤"来提供一个医学意义上的对于这个叙事的再"表演"。亨特(Hunter,1991)认为这两个叙事之间有着本质性差别,并且看重这种差异在很关键的意义上促成了有效的治疗。反过来说,如果这种差异没有被医师所重视并凸显出来的话,那么患者就无法在一种完全的意义上被治愈或被充分地治愈。在前面一节中我们谈到,叙事知识最终需要以医师的视角呈现出来,也就是,从一种传统的意义上而言,医师对于患者叙事的重新诠释是通过把它转换或者翻译成可通用的医学术语和概念。在这种意义上,似乎也可以说,叙事医学的案例并不像我们刚开始预想的那样具有完全个性化的特色,而是也能在某种程度上被"通约"。

生命医学伦理学家布洛迪(Brody,2003)认为,应该把叙事治疗看作这样的一种实践:患者带着其破碎的故事来到医师面前,其目的是寻求希望以及关于其疾病预后的准确信息,在一种本质性的意义上,叙事治疗包含了对于患者破碎生活叙事的一种复原。医师需要重新讲述这个故事,但却不能在这个过程中把患者的疾病发生故事以那种还原为一个公式的办法再加工。在既有的、传统的生物医学模型里面,医师总是询问患者那些有关疾病故事的标准问题,以及仅仅期待那些与之合宜的答案,但在叙事医学的模式下,医师应该去关注那些植根于患者叙事之中的意义。为了能够做到这一点,医师需要具备一种能够重新讲述患者疾病历史的能力,只有具备了这种能力才可以提供有效的疗法。

但这么说似乎过于神秘,究竟什么是所谓重新讲述患者疾病故事的能力? 如何描述? 又如何验证其有效性? 布洛迪举的例子仍与精神性疾病相关,他认为在安慰剂效应(placebo effect)上的研究可以揭示出,患者恢复的情况很大程度上受到医师有关疾病的精准描述或投射能力的影响。在他看来,能够准确预测预后的能力和能讲述一个未来的疾病故事的能力,体现了一种控制感,这种控制感即便不能真正在药理学意义上发挥作用,也能起到一个象征意义上的积极作用,仍是会导向一个增强的治愈效果。与布洛迪的思路类似,亨特诉诸弗洛伊德的精神分析传统,正是弗洛伊德认为精神医学当中的分析就是在修补患者的叙事。亨特认为,患者展现了一种严重疾病,既在身体层面,也在讲述的故事层面,患者期待在医学叙事中或经由医学叙事来重写疾病叙事,这种诠释将会导致一种对于症状的理解,并因此导向其释放和治愈。对于这一点的理解和认同很可能需要更多关于身心医学和精神分析的阐释,这一点不便于在这一节中展开,它本身是一个涉及面非常广,也具有相当理论深度的话题,但是即便能够在概念和原则上理解这些与生物医学模式不同的思路,在医学实践中接受并践行似乎仍具有一定的困难。

怀特和爱普斯顿(White and Epston, 1990)认为尽管对于叙事疗法而言似乎没有标准的流程来从认识论上为它保驾护航,但我们还是需要找到一个所谓的"形式"来确保它的有效性。尽管这一点在与传统意义上的生物医学模式比较似乎显得较为逊色,但叙事疗法并不是没有结构化的成分,只不过它的这种形式或结构由好几种不同的成分构成罢了。第一个是叙事疗法将患者的疾病故事或活生生的经验非常当真,或者至少相较于生物医学实践的更为普遍的、医学化的历史而言,将其当作具有更高的优先性。从对于治疗效果的影响而言,在一个患者的故事里嵌入了那些与疾病相关的意义非常有利于治愈的结果。第二个成分则包含了一个患者叙事当中的时间序列,时间是人的经验中的重要维度,在这个时间序列当中意义能够被重新塑形。第三个成分则是在叙事中使用的特有的主观语气。怀特和爱普斯顿认为,相较于生物医学话语的陈述语气来说,一个叙事治疗者使用其主观的语气来创造出的这个世界,本身不是封闭的,它像是一个"邀约",邀请"读者"从各个角度进入来参与到意义的整合当中,这样开放的方式相当于给出了一个多重视角的可能性。相较而言,传统的生物医学模式并不具备这样的优势,因为那种理性的、客观的、中立的语言在追寻确定性的同时丧失了开放诠释的可能性。第四个成分则包含了个体的、积极的能动性。与生物医学模型中将患者完全作为被动的行动主体呈递出来不同的是,叙事疗法在治疗过程中将患者作为一个主动的行动主体引入,尤其是在修改患者的破碎叙事时。这一点尤为重要,因为如果没有主动的参与进来修复自身的叙事,这一治疗的效用也就不复存在了。最后一个成分包含了医师和患者的相对位置变化,同样是与生物医学模型相比,传统默认的医师高于患者的模式被颠覆了,在治疗叙事模式里面患者自身就是一个关键的贡献者,患者与医师一起参与了这个创造意义和解决问题的过程。这一点可能还有个附加的蕴涵,即传统的家长主义也会随之一起消解。

然而,对于这个所谓的叙事治疗之形式或要素的阐释看上去似乎仍是在自我证明,即以上引述的这些学者似乎自身已经站在了相信叙事疗法有效性的立场上再来解释其形式,这些阐释最多只能提供解释,而不是提供证明,至少不像在生物医学模型那里我们看到的更为清晰、客观、中立的证明。诉诸"不需要证明"这个理由未免牵强。遗憾的是,在目前来看仍然没有什么可信的证明,所谓诉诸医师和患者之间故事的差别并不见得具有特定的意义,更何况其本身的应用在程序上也很不清楚。作为理念而言确实很美,但是会有很长的一段路要走。尽管如此,叙事医学也许可以从哲学论证的角度推进一个理论层面上的阐释。比方说,论证叙事的疗效,论证讲故事本身对于健康可以有促进的实质作用。当然这只是一种想法而未形成一个成熟的阐释甚至理论,这并不是否认叙事治疗本身,而是应被看作对它未来发展的一种期待。

参考文献

［1］ Brody H. Stories of sickness ［M］. 2nd ed. New York:Oxford University Press, 2003.

［2］ Hunter K. Doctor's stories:the narrative structure of medical knowledge ［M］. Princeton, NJ:Princeton University Press, 1991.

［3］ MacIntyre A. After virtue ［M］. 2nd ed. Notre Dame, IN:University of Notre Dame Press, 1984.

［4］ Weinberg RB. Communion ［J］. Ann Int Med, 1995,123:804 – 805.

［5］ White H. The content of form:narrative discourse and historical representation ［M］. Baltimore, MD:Johns Hopkins University Press, 1987.

［6］ White M, Epston D. Narrative means to therapeutic ends ［M］. New York:W. W. Norton, 1990.

［7］ Worth S. Story-telling and narrative knowing:an examination of the epistemic benefits of well told stories ［J］. JAE, 2008,42(3):42 – 56.

当代医学关于治疗的知识在很大程度上依赖于医疗技术的发展,医学研究和医学治疗中的认识论问题——即如何为构成治疗所需知识的那些信念本身提供正当化证明(证成)——经常与特定的研究方法和治疗技术的应用相关。生物医学在 20 世纪紧跟自然科学的发展范式,可以说,当代生物医学的进步很大程度上就是因为临床试验的大量使用。

大部分不同类型的医学研究,简单来分类的话可以被分为两组:描述的研究和分析的研究。描述的研究包含了一系列关联性的研究,也就是将特定时间区段中不同人群的疾病分布做一个比较研究。另一种类型的描述研究包含了单一的案例研究,即包含了一个比较详细的关于单个患者和疾病进程的描述。还有一种类型的描述研究是横断面研究(cross-sectional studies),这种研究当中大量的关于某个特定危险因素(比如吸烟)的数据被收集,以及疾病的发病率在某个特定时期的数据也被收集。此外,分析性研究除了随机对照试验之外,还有案例控制研究和队列研究,案例控制研究在疾患者群和未表达疾患者群之间对比,而队列研究在暴露疾病因素人群和未暴露在疾病因素人群之间。

第一节 临床试验

尽管随机对照试验被认为是医学认识论中的金标准,但并不是所有的医学知识都能够被这样的试验所证成。通常认为没有单一的或者可能的方式、方法来运行一个临床试验来获得一些必要信息,从而能够判断究竟每一种的药物或者程序效果如何。比方说,当今关于每天氟摄入量的推荐剂量其实是过去的一半。但是这个推荐意见究竟是怎么得出来的,并不清楚,因为没有相关的随机、对照试验来验证这个结论。唯一可能合理的回答是,这个剂量的确定是因为那些在这个领域中工作的、长期与氟打交道的科学家们在过去的 20 年经验中形成的。

很多情况下,缺乏证据这一点并不是科学家的有意忽视,而是有些试验在实践上不大可行或者最后对于试验结果的解读模棱两可。医学的不可确定性决定了好的临床实践只能是尽可能使用可得的证据，这意味着有可能证据不来自实验所得的数据而是轶事性质的材料。需要注意的是，循证医学也不仅限于随机试验和元分析，而在于总是找寻那些最好的外部证据来回答问题。

一、临床试验与随机对照试验

并不是所有的临床试验都能做到随机控制这一点，一般而言随机对照试验多用于检验药物治疗方案而少用于手术。临床试验通常发生于实验室阶段之后，其目的在于检验和测试药物，疗法或程序（drugs or procedures）的有效性和安全性，或被用于分析诊断流程和筛选项目。这种将试验方法引入临床医学中的做法，是 20 世纪以来医学本身变得自然科学化的表现。在当代，医学实践越来越多的以一种临床研究的方式出现，在这种临床研究中，先是提出问题，接着获取相应的事实等信息，最后在对于这些信息的综合和分析过后，决定如何采取适宜的行动。在这种趋势下，任何一种疗法的有效性和安全性问题都在某种程度上取决于可获得、可被验证的经验证据，而不是来自所谓口口相传的口碑或者是来自权威专家人士的背书。可以说，在当代的观念下，任何一种没有经验性证据的治疗方案都不会被考虑作为临床治疗的根据。

临床试验的目的有治疗、干预和预防。有些临床试验用于治疗目的，即在那些已发患者群身上使用新的手术方案、新方法或者新的药物；还有一些临床试验用在那些展现出初步症状或存在患病危险性的人（比如已经检测出带有某种特定的生物标记物的人），做这样的临床试验是为了看某种特定的预防性治疗是否安全有效，比如著名影星安吉丽娜·朱莉曾经做过的乳房切除术就不属于治疗，因为这个过程并没有针对任何已出现的症状进行治疗。另外，新疫苗在健康人身上做临床试验，这算作临床试验的一种预防性应用。

在实验室阶段，药物或疗法被用在动物身上，以便先于在人体受试者身上使用之前进行测试。当然这一在实验室里发生的操作，本身既有认识论上的，也有伦理学上的问题。比如，在动物身上所做的研究是否能够以及在多大程度上能够推到人身上，毕竟药物或疗法最终的目的是用在人身上，但是单纯从动物实验中获知的有效性和安全性测试似乎难以保证这一点，根本的原因在于物种的不同；伦理学的问题则对于读者而言更为直观，即很多人会追问这样一个问题，拿动物做实验是否构成了对它们的不合理伤害？在这个问题上生命伦理学家并不持有一致的立场，而立场决定了相应的论证方向和辩护策略。

二、临床试验的相关评价

托比亚斯等人（Tobias，et al，2000）提出了一个较为值得借鉴和思考的观点，他认为，临床试验的成功与否，也与治疗流程一样，在很大程度上依赖于作为受试对象的患者和作为临床研究者的医师之间的关系,因此,一个健康的医学研究共同体,作为包含医患双方在内的共同体而言,也同样依赖于医患关系的"完整性和创意程度"(integrity and creativeness),这需要医患双方都能够对于研究的设计和实施有所投入、承担责任。注意这看上去像是个口号式的观点,但实际上并非如此,它意味着医学实践模式的一个转变。医学知识的复杂性决定了医患双方在信息沟通上的难度,这一点使得医学模式中更倾向于使用医师主导的方式,相应地,责任也大部分地转移给了医师。家长主义盛行的医患模式既有其特定的历史渊源,也有其操作上的限制带来的影响。但事实上将责任大部分或全部归于医师对于医患关系融洽的促进不具有积极作用,在当前由于生物医学技术的发达引致医学实践的愈发复杂,如果不能由医患双方共同参与到整个医疗实践进程的设计与实施当中,恐怕会引发更大程度的不信任,继而使得治疗效果大打折扣,不利于整体的人群健康。因此,在随机控制试验的设计和实施过程中,都需要患者和医师双方的积极参与和责任、风险的分享。

另外一个影响临床试验的前提条件是,需要有一个有效的行政结构框架来保证试验的有序进行,这要求试验的管理单位除了在管理程序和经费支持上谨慎规划之外,还需要配备多方面的人才,诸如实验室、临床工作人员和统计学家(或至少是受过专业统计学训练的医学人才)。萨基特提醒人们注意,还需要考虑一个所谓"实验的建筑术"("trial architecture",Sackett,1983)。因为大部分临床试验的问题在于存在着一些干扰变量,这些变量会导致偏倚的产生,进而影响实验结果的真实性。除了控制组的设置,以及单盲、双盲或者三盲机制的使用,随机化的确是一种最好的降低偏倚的方法,但是随机化对于极为危重的患者而言很可能等于"夺走"了生存的最后一线希望,因为他(她)只有一半的概率可以入选到治疗组当中。在这一点上,来自科学性的要求与伦理的关涉相互冲突。科学性要求我们必须能尽可能地用随机的办法获得比较可靠的试验结果,但是伦理的关涉则意味着我们应当尽量给予需要帮助的患者真正的治疗而不是安慰剂,不幸的是,这一点在随机控制试验中无法实现。

三、临床试验的四阶段

一般而言,临床试验由三个或四个阶段组成。

(1) 第一阶段需要 40~80 个志愿者来进行前期测试,这个阶段安全性是最为看重的指标。从这个阶段所获得的信息类型包含药物的生理学效果,尤其是与毒性或不良反应相关的部分,另外就是这个药物可以施予受试者人群的最大剂量。为了测试药物的安全性,同时这些志愿者可以忍受剂量的最大值也是测试的重要内容,通过给予逐步增多的剂量来测试受试者的反应,通常能探测到一个阈值。这整个流程也包含了诸如给药、给药之后的血液样本采集等步骤,这样能够获得关于药物的吸收,药物在身体中不同器官或部位的分配、代谢等信息,即药物动力学相关信息。

（2）第二阶段则包含更多的人在内，相对于第一阶段而言，这些人群同时也是按照更为严格的筛选标准选出来的。与第一阶段较为粗略的探查安全性相比，这一阶段的目标是真正确立药物的效度和安全性。这一进程通常也会持续更久的时间，也会采用剂量逐步增加的方式来探寻其药物动力学特征。并且，这一阶段的试验也会保持随机、双盲、有控制组设置，以及尽量控制与减小安慰剂效应。实际上这个所谓的第二阶段在某种程度上才是真正的试验研究（pilot study），因为在这个阶段患者基于严格标准而被筛选，以便决定第三阶段的研究是否有正当的理由继续进行下去。

（3）第三阶段的试验中受试者人数远远超过了第二阶段，从第二阶段得来的数据可以派上用场，这个阶段可以更为精准地测试在某个特定的剂量下药物的有效性和安全性。与第二阶段一致的是，这个阶段的试验也是随机化处理过的、双盲的、安慰剂效应控制过的。如果这个阶段的试验也成功的话，那么一般就可以向（食）药监局申请新药上市了。

（4）第四阶段试验并不是必要的，在这个阶段药物被批准并上市，但不是所有的临床试验都会走到第四阶段。这一阶段的受试者选择标准相较于第二和第三阶段而言也没有那么严格。另外也可以利用这一阶段来做药物经济学测试，尤其是当目前而言其他治疗方式也同时可行时，这一结果可作为参考，作为随后药物是否进入保险目录的凭据之一。总的来说，这一阶段的信息收集可用于在人口基数较大和分布特征较为多样的人群里评估效果（efficacy）和不良反应。这一阶段研究还有一个特点是可以扩展受试对象的选取范围，可以跟踪这些受试对象的健康状况，提供随访数据，以反映出新药对于人体的长期效应。第四阶段的临床试验也可用于比较新疗法与既有疗法。

第二节 | 随机对照试验

一、随机对照试验中的偏倚

在当代医学研究中使用最广泛的随机对照试验，其目的在于减少由于研究者本身和试验过程带入的一系列偏倚。随机对照试验的主要目的是要尽量去除众多造成偏倚的因素的影响，诸如选择偏倚、配置偏倚、评估偏倚等，这些构成了在实验组和控制组之间的对比结果。在斯珀蒂克（Spodick，1982）看来，偏倚，总的来说是一种对于判断或行动的扭曲，这种扭曲一般来自个人的偏好或者只是一种当事人一心想要得到的结果。选择偏倚（selection bias）指的是在某种偏好的影响下将某个人纳入特定的组，既可以是控制组，也可以是治疗组。配置偏倚（allocation bias）指的是在一个特定预后暗示引导下对受试者进行的一种带有偏好性的分配，这种特定的预后暗示可以是某种免疫能力，既可以是测试组,也可以是控制组。但配置的偏离(the skewing of allocation)与配置偏倚稍有所不同,它通常是简单随机化的结果,而更为强劲的随机化方法经常减少这个偏倚。评估偏倚(assessment bias)则是由对于试验结果的主观评价或评估所带来的,通常出现在一些试验中,如果有观察者知晓某个患者已经接受过某种治疗,然后再在这个基础上观察者需要给出主观性质的评价,那么这种关于试验相关信息的知晓会影响最后观察本身的价值。

二、随机对照试验的标准与要素

马库姆(Marcum,2008)认为三个成分构成了随机对照试验的金标准:①受试主体的随机化;②对于随机化过程的细节,患者和医师都不知情(双盲如此);③必须要有控制组,这个控制组既可以是采取当前默认或常规治疗方法或模式的组,即控制组本身也带有治疗的效果,也可以是完全没有任何治疗成分的组,即安慰剂组。然而并不能期待随机对照试验具有某种神奇的效果,事实上即便实验成功也不意味着取得预想的结果,但进行随机对照试验至少有一个相对而言较为保守的结果,即获得所在群体意见的一致。比方说,有些药物或疗法被随机对照试验证明是在安全性和有效性上有问题,这样看来尽管没有确认一种药物或手术疗法,但是却揭示了它的不适用性,这一点也值得被医学职业群体所知晓。

当然如果要进行随机对照试验,其前提是当前的治疗方法或药物并不能起到很好的效果,或是在安全性上应该有所提升。首先,由于随机对照试验是在人身上进行的试验,如非必要,不能随意开启和实施。其次,被研究的药物或者疗法的有效性和(或)安全性也需要是毫无含糊的,对于患者而言,研究的问题本身不能仅具有单纯的医学上的意义,也要能够具有一定的吸引力,即研究本身有利于患者恢复健康或至少部分功能。但总结而言,进行随机对照试验研究的底线在两个层面上:一是问有没有用,二是问有没有害,对这两个问题如果不能给予满意的回答,那么随机对照试验便不具有合理开展的必要。在这个底线之上,再去看随机控制试验作为试验本身是否具有一定的可行性。同样的道理也适用于所有在人类受试者身上进行的临床试验,不仅限于随机对照试验。萨基特(Sackett,1983)认为在考虑可行性时需要考虑三个要素:①首先是这个流程本身必须对于潜在的临床合作者而言有吸引力;其次是特定类型的以及一定数量的患者要可得,否则这个试验没法完成;再次是需提前设置好哪些是能够允许或者放弃这个试验的标准,这样能够有个阈值限制来控制试验的进展。他认为如果要使得试验对于各个临床合作方都具有吸引力,在流程设计上要尽量使得研究不仅仅产生有效的结论,而更应产出在科学意义上具有相关性(relevance)的结论。②要求临床试验的设计标准尤其是涉及患者选择的标准,要能够挑选出和找到那些最有可能导出具有统计学差异的受试对象。③之所以需要一个清晰定义的、决定何时抛弃临床试验的标准,是因为一旦在试验过程中出现一些未预料的结果或不在计划中的结果(unintended consequences)时,也需要将此作为相应的标准来及时终止项目。一个临床试验的可行性一般需要经由一个前期的试验研究来验证。

三、减少偏倚的方法

标准的临床试验发展始自18世纪,是从法国人对于催眠术的研究开始的。但真正的随机对照试验原型是在20世纪的中期才发展起来的,抗结核药物链霉素临床试验的出现真正将医学知识和实践链接起来,即,它揭示了疗法(therapies)可以在经验的和实验的(empirical and experimental)情况下被评估,并且所有的疗法自身需要有效性证明。

随机对照试验的一路演进包括了随机化、单盲(双盲甚至三盲)、控制组的设置来去除可能的偏倚和那些比较含混不清的变量,这些都可能影响到一个试验结果的完整性和有效性,比方说,在决定一个新药物或新手术进路的实际效果和安全性上。莉莲菲尔德(Lilienfeld,1982)认为随机对照试验是在"其他条件保持不变"(即拉丁语中的 *ceteris paribus*,这是因为大部分理论都必须在假设其他条件保持不变的情况下来简化对于实际情况的描述,这能够使得所要研究的变量之间的关系更加明确)的情况下达成其目标的。

(一) 随机化

随机化(randomization)应该是至今为止避免或减少偏倚最好的方法,它能保证概率作为唯一根据来决定分配具体哪个患者采取哪个特定疗法。简言之,随机化的实现是根据标准化流程,用一种类似于掷骰子的方法或者计算机随机生成的方法来匹配治疗和受试对象。早在20世纪二三十年代,费希尔就开始捍卫和倡导随机化的重要性和必要性,在随后的40年代,随机化逐渐广泛被接受并在临床医学中成为主流的常规操作。自那以后,随机控制试验是必须执行的,受试者在其中被随机地分配到实验组或者对照组。

随机化的优势在于能够去除某些特定类型的偏倚,比方说选择偏倚或者评估偏倚,这些与受试者的年龄、性别、社会地位等很多干扰因素相关。随机化能够确保具有这些不同特征的受试者都能被覆盖到。如果没有进行过随机化处理,很有可能某种特定人群会在受试者中高频出现,这意味着整个试验无法排除这个特殊因素对于当前所想要探究的因果关系的干扰。但随机化也不见得完全起到积极的作用,也有可能正是因为随机化的使用才限制了某些特定类型的偏倚的表达。随机化使得来自治疗组和控制组的比较结果可以用于推论出某种因果关系。通过随机化,我们可判断那些在治疗组中存在的差异的确是由当前这个被测试的治疗方案的差异导致的。

随机化本身也不能避免所有可能偏倚的来源,不能保证临床试验结果的有效性。萨基特(Sackett,1983)认为,为了避免在临床试验中的偏倚,有一些需要注意的事项。首先是不与药物或程序直接关联的那些辅助的、次要的技术手段,如果在药物或手术上有,那么也必须能够被也在控制组里执行;其次是要避免控制组的人受到那些已经接受过药物或手术治疗的治疗组的"污染"。并且最终还是要知晓这样一点,即仅仅随机化本身并不能减少配置上的偏倚。查莫斯和奥特曼(Chalmers and Altman,2002)引入"配置隐藏"(allocation concealment)这个术语来特指把下一个参与者要分到哪个组别(治疗组还是对照组)这样的信息隐藏起来的做法。他们认为配置隐藏与设盲(blinding)是有所区别的,配置隐藏发生在分配之前以及直到分配之时,而设盲是发生在配置(分组)之后,他们的看法是,在避免试验整体的偏倚上而言配置隐藏的作用要更为重要。

（二）设盲

临床试验中的要素之一是设盲,这被用来减少或移除偏倚,尤其是与临床试验相关的评估偏倚。设盲,是一种被计划好了的隐瞒行为,它隐瞒的是实际上被测试的东西的本质。在单盲试验的情境中,医师单方面知道究竟是哪个患者接受了药物或特定手术程序的治疗,哪些患者没有。这种类型的设盲经常是当治疗有严重的不良反应且需要持续监控时被使用,单盲的设置是因为医师在此种情况下必须知道患者服用了哪种药或接受了哪种治疗,这样才能在出现问题时及时救助。这种设盲明显的短板在于其中可能有医师这一方带来的较为有意的或者潜意识的沟通和行为,这将会导致所谓安慰剂效应的出现。为了去除这种偏倚,双盲试验使用得更多,在这种试验当中不管是研究者(医师)还是患者都不知道到底谁接受了治疗。一般而言,随机的、双盲的控制临床试验是测试药物或手术程序效度的较好方法。

在三盲研究中,比双盲多出来的一层盲化处理是对于负责安排治疗组对照组具体划分的人的信息屏蔽,或者对于统计学家、数据分析师或者是负责诠释、评估、收集结果的人的信息屏蔽。也有可能在某些情况下统计学家和评估者是两个人,那么如果其中一个或两个人都被信息屏蔽,就算是三盲甚至是四盲。

（三）设置控制组

除了随机化和设盲处理之外,要消除偏倚也可以通过在实验性质的试验中加入同时控制组(concurrently controlled groups)的方式来达到。一般有三种方法可以达到设置控制组的目的。①第一种就是传统意义上的控制组,即没有像实验组那样接收到实验方案或治疗的组。治疗和非治疗组的对比,可作为凭据来给临床医师最后做出这个药物或治疗是否有效的结论。②所谓控制的第二层含义意味着中立化所有的安慰剂效应,这一点可通过默认走完实验流程但不真正接收积极治疗的方式来完成。一般而言,如果测试的是药物,那么就会给被测试者一个没有药物成分的药片,比方说,给予测试者含糖的药片。但也有含有药物成分的安慰剂,这种一般会模仿被测试治疗方案的不良反应。控制组的作用是为了使得临床科学家能够判断究竟疗效是因为心理作用还是因为当前被测试的治疗方案真的起了作用。也有人认为正因如此,不能一概而论地把控制组所使用的都叫作安慰剂,像含糖药片这种最多只能叫("dummies")。③第三种控制的方法不是不治疗,也不是给予一个无效的安慰剂,而是给予一个有效的安慰剂,只不过效果与想要测试的那种不一样。这种控制组做对比的目的是将实验性质的或者新的疗法与一个已知的疗法做对比,看看两者比较起来新方法是否更好。

第三节 安慰剂效应

一、安慰剂效应:操作意义上的解释

除了偏倚之外,另外一个对于临床试验结果影响最大的是安慰剂效应。大部分人都比较熟悉安慰剂效应。比方说,日常生活中我们往往相信某种东西能够起到医学干预作用而因此消费,或者被卫生保健专业人员照护过,都会使得我们倾向于认为自己更健康。此外,很多疾病的自然进程就是会症状逐渐减轻直至在没有任何干预的情况下逐渐消失。

尽管安慰剂效应已经被人们意识到很久了,但关于它的定义其实到现在为止还没有什么明确的共识。安慰剂效应可以在某种程度上被测量,但是似乎难以解释。对于安慰剂效应,似乎只有一个操作意义上的解释,也就是认为安慰剂效应只不过是,在一个没有偏倚的实验当中,安慰剂治疗组和未被治疗的控制组之间存在结果上的差异。但是不妨试着想想看,安慰剂经常有一定作用的场合,那所谓"只不过是安慰剂罢了"("that is just placebo")的感慨事实上不是想象的那么简单。因为,如果一个叫作"安慰剂"的药物真的起到了作用,那么它实际上就已经具有药物的功用而不能再叫作安慰剂,因此也有些人坚持给"安慰剂"换个叫法。将一组试验干预的效果与另一控制组的效果相对比的目的在于确定试验干预组已经排除了在毫无干预的情况下也一样会在受试者身上发生的变化之后的效果。用安慰剂作为控制干预的目的在于试图决定试验干预组中超出由仅仅是患者(受试者)因为受到医师照护这一事实引发的效果,这通常是由于受试者对于健康提升状况的期待造成的。

安慰剂效应似乎既广泛地存在于各种临床实践中,也存在于临床试验中。安慰剂效应似乎是疾病治疗的一种较为常见的结果,在大部分治疗方案中都很有可能无法消除这个安慰剂效应,但随机化和双盲等处理可以某种程度上减少这个效应,只不过它只能减轻,却无法消除。尽管对于安慰剂效应的解释至今而言仍然不清楚,至少无法从机制的角度来给出说明,但是一个基本的事实值得被注意,即,安慰剂效应并不存在于那些本身意识不清的人身上。也许,经典的条件反射理论、反应期待和心理神经免疫反应等能在某种程度上解释安慰剂效应。

安慰剂之所以被认为是无效的基质,其实是在药理学意义上与药物中的活性成分相较而言的。而安慰剂之所以获得这个名称,恰恰是因为在临床研究中它们能引出生理效

应,因此说其无效确实是自相矛盾的。

二、期待效应

当然也可以诉诸期待效应来定义安慰剂。医师和患者对于干预的实施本身都有着一定程度的期待。患者会希望自身状况有所改善,也可能会期待因为服药而产生的不良反应。不管是来自医师的还是来自患者的期待,实际上都可能导致患者机体内实实在在的物理改变,比如患者的症状确实减轻了。当人们感冒时服用感冒药,由于对于感冒药这一干预有着期待,感冒的症状会逐渐改善,但事实上感冒是一个自限性的疾病,可以在不采取干预的情况下恢复健康。事实上,在随机对照试验当中,不管是干预组还是控制组,期待效应都能被安慰剂引出。

但是究竟这些期待的效应如何发生倒是较为神秘的,我们其实并不理解这些期待效应产生的机制。但预设存在这样的机制也合理,确实当今的很多研究都是被设计来更好地理解安慰剂引出效应的机制。干预本身既能通过药理学的机制,也能通过期待机制引出在人们身上显现出来的效应。简言之,药理学的机制通过干预本身被调节之后的特殊生物化学实体和通路,即药物一般作为配体,与受体相结合并且调节其活动,通过这种方法调节了一个或多个生物化学通路,这会引出生理学的反应。

于是对比干预药物的药理学作用机制来看,期待效应也许可以被理解为:首先,它也是一种确确实实发生在患者身上的改变,这种改变可以是生理层面的(或者也合并心理层面的);其次,这种期待效应的发生有一些基本的条件:①在消费或接受了一种干预之后发生;②不是药理学机制的结果;③不会在没有干预的情况下发生。但是期待效应在实际情况中比这个更为复杂,有一种可能是,正是因为药理学效应的出现才引发了期待效应。一个经典的例子可以用于说明这个问题。假设一个用于治疗抑郁症的实验药物有两种较为典型的不良反应:体重增加和性欲减少。参与试验的受试者也在符合程序的知情同意模式下被告知了这个危险因素。按照设盲的要求,有一位受试者没有被告知属于哪个组(试验药物组还是控制组),但是她事实上在干预组(试验组)。在试验经过了几周之后,她的体重增加、性欲减少,这让她猜到了自己是在干预组(试验组),进而产生了一种期待,认为她的抑郁症会得到改善。因此,这个案例至少能够说明,期待效应可以由药物的药理学效应的结果而引发出来,在这个例子中,是药物的不良反应(这当然也是药理学效应的一种)引出了期待效应。

这种现象在临床研究中相当广泛。受试者经常能够猜得到他们究竟在哪个组,这叫作"盲化的打破"(blind breaking),在这种情况下,关于受试者主体属于哪个组的盲化处理被打破了。这的确是一个问题,因为如果受试者知晓或猜到他们自己接受的是实验干预还是安慰剂,期待效应就会出现。研究者也利用这点来设计出模仿干预药物不良反应的安慰剂。这种做法也许能在一定程度上减轻由于不良反应的区别带来的期待效应,但这不能保证什么,受试主体还是能猜到他们到底在哪个组。有研究者进而也利用这一点来估算盲化有可能被打破的概率,比方说,通过设计实验来让患者猜他们到底是在干预组还是安慰剂组。

三、反安慰剂效应

值得注意的是,不同疾病所具有的期待效应程度不大一样。一般而言,有精神心理因素参与的疾病通常安慰剂反应更为灵敏,这适用于不少精神疾病和心因性疾病,比如抑郁、神经症等。但对于其他疾病诸如胆结石而言,心理因素起不了太大的作用。另外一点是期待效应并不总是对于所有的患者都有利。"反安慰剂效应"(nocebo effect)指的就是对于一个人的健康而言具有破坏性的期待效应。还是可以用前述的那个例子来说明,倘若治疗抑郁症的实验药物有两种典型的不良反应:体重增加和性欲减少,大部分人因为知晓这一基本信息而倾向于基于此来猜测自己在哪个组,那么也有可能出现的情况是:比方说,在试验经过了几周之后,一个受试者发现自己体重增加了,于是他猜测自己在干预组,但事实上他在安慰剂组,这种错误猜测会造成他期待自己即将出现另外一个接受真正治疗的不良反应,即性欲减少,并且在这种期待下,他确实发生了这种变化。令人稍感安慰的是,反安慰剂效应虽然有,但不多,大部分的期待效应还是对患者有利的。

四、关于安慰剂使用的反思

如果安慰剂真的绝大多数都是有利的,我们除了可能得给它一个更为"公平"的名称之外,是不是还应该多加利用它? 毕竟它确实有效果。比起所谓真正的医学干预而言,它的好处和坏处是什么? 由于医学干预既通过积极的药理学机制,也通过期待机制引出了医学效果,是不是可以说医学干预在这一点上由于控制住了期待效应而高出安慰剂呢? 持有较为极端意见的反对者认为,医学干预也没有比安慰剂好到哪里去,反倒是安慰剂不良反应可能还比医学干预的小。如果要尽量减少不良反应,那么有没有可能只使用那些不通过药理机制而只是通过期待机制起作用的干预方式呢? 对于这个问题的肯定回答意味着在医学中可以并甚至应当鼓励使用安慰剂。

那么能不能因为安慰剂不良反应小并且能起到治疗作用而推荐更多地使用安慰剂呢?

从一种功利计算的角度而言,似乎没有什么反对的理由。但开安慰剂的前提是欺骗患者,因为只有当医师声称开的安慰剂是真正的药的情况下,安慰剂才有可能起到作用。医学伦理上的争论之解决经常需要援引经典的"生命伦理学四原则",即尊重自主、有利、不伤害和公正。因此如果有人坚定地援引"尊重自主"原则,多半会反对鼓励使用安慰剂,毕竟欺骗的行为本身就没有尊重自主,如果没有诚实,尊重自主就没有了必要的前提。换句话说,撒谎等于剥夺了患者自由选择的可能性。尊重自主的考虑在医学伦理上源自一种对于家长主义的反对,但倘若一个人在安慰剂问题上确实采取了家长主义的立场,那么他不一定会不承认尊重自主的价值,只不过他将来自另外一个立场的决策看得更为重要,这就是后果论。倾向于后果论的人认为在安慰剂这个问题上采取家长主义立场没有什么坏处,因为安慰剂确实能给患者带来好处,这意味着在价值排序上把其他要素诸如诚实等都放在好的结果之后。

但是如果你倾向于支持原则性的非后果主义伦理学,你大概会认为在大多数情境下都不能只是因为考虑更好的后果而做欺骗的事情,伦理学立场上的义务论者恰恰认为义务就是在任何情况下一定要做的事情。有趣的是,有些安慰剂似乎可以在明知是安慰剂的情况下发挥作用,也就是说可以在没有欺骗的情况下完成治疗的使命,这简直是再好不过的事情,既有利于患者的健康恢复,又没有不良反应,还能不违背基本的尊重自主原则,也不违背医师自己的道德良心。只不过这种类型的安慰剂应用范围有多广,以及其机制是什么,都不是很清楚。

第四节　与生物医学技术相关的治疗知识

关于生物医学技术,我们对其的关涉一般而言是认识论意义上的,即:从认识论角度来考虑如何评估这些技术的合理性。药物的有效性一般可以由随机对照试验决定(当然这不是在一种非常确定的意义上说的,其局限性请参见本书第九章第二节"随机对照试验"部分),但是对于技术手段而言,却没有可得的标准的评估方法,尤其是对于那些外科手术流程而言。随机对照试验实际上在外科手术那里的使用非常有限,主要是因为需要术后的跟进措施,且一般这种情况下存在很明显的安慰剂效应。虽然限制较大,但是随机对照试验的使用还是被普遍鼓励用在对于外科手术的评估中。但也有人认为随机对照试验本身有太多的限制,比方说,将它用于个体身上其实难以普遍化,以及将随机对照试验过分简单化强行应用到手术上去,会使得其本身的价值减少。

最初由萨基特(Sackett)提出的"证据法则"(rules of evidence),乔纳森·米金斯(Jonathan Meakins)将其沿用到外科医师那里来评估外科手术,也就是利用来自观察性研究的结果来决定外科手术的有效性和安全性。米金斯认为,唯一能够用来减少那种盛行于外科手术研究中的所谓"就是要按照我的方式来做"进路的办法,就是先去定义什么是最好的数据,以及去完成那些必须得做了才能得到的答案,而在传统进路那里,这个所谓的好数据其实是缺失的。相较于接受外科手术中的既定方案而言,米金斯似乎提出了一个积极的方案,但问题是:究竟什么才是最好的数据,这一点又是谁定义的? 关于这些也都没有明晰的答案。进而,为了完成一个对于外科研究(surgical research)的系统性分析,尤其是随机对照试验的应用,米金斯又推进了初步方法来系统性地和全面地审查当前外科研究中的问题,从而确定此前的解决方案是否合适,和判断在当前的条件下这些方案是否仍然合理。如果随机对照试验不可能进行的话,那么就要执行预测性质的、非随机化的观察研究(observational studies),这样结果就会提前被定义出来。除此之外,评估结果要由第三方来执行从而减少偏倚。

医学技术的大量使用也影响了我们关于患者的判断或知识或命题(基本含义在哲学上是相似的),这一点却具有不易觉知的蕴涵。卡塞尔(Cassell,1997)提出,尽管他认同当今我们的知识尤其是科学知识是技术性的,但同时他哀叹,对于医学而言,科学知识和随之而来应对疾病和痛苦挑战的技术,却使得这些显得比患者本身更具有现实性。其结果便是,技术驱动了在患者和医师之间的一个类似于"楔子"作用的第三者,由于这个第三者的存在,患者作为处于挣扎之中的这一点并没有被医师看到,医师只是看到了患病的身体部分所造成的疼痛。确实,当代医学知识与实践由于更为聚焦疾病部分,而没有将患者的痛苦考虑在内。这一解决方案,在卡塞尔看来,不是要去丢弃现代医学技术,而是要去影响那些作为诊断和治疗最为重要手段的医师,鼓励他们抵制技术的一味自我增殖,鼓励他们要同时容忍医学实践一定限度内的模糊性和不确定性,从而与患者共享权力(power)。这样听上去似乎很美好,确实,技术的飞速发展除了带来效率和精确性之外,也带来了隔阂,但共享医患权力似乎也不是一件容易的事情,还有可能适得其反。即便医师能够意识到生物医学技术应用带来的这一问题从而决定与一定程度的不确定性共处,患者是否也认同这样的做法呢? 难道不会有患者认为相比于隔阂而言,不确定性才是更需要担心的事情吗?

参考文献

[1] 格雷戈里·彭斯. 医学伦理学经典案例[M]. 聂精保,胡林英,译. 长沙:湖南科学技术出版社,2010.

[2] Cassell EJ. Doctoring:the nature of primary care medicine [M]. Oxford:Oxford University Press,1997.

[3] Chalmers I, Altman DG. The landscape and lexicon of blinding in randomized trials [J]. Ann Int Med,2002,136(3):254-259.

[4] Lilienfeld AM. Ceteris paribus:the evolution of the clinical trial [J]. Bull Hist Med,1982,56:1-18.

[5] Marcum J. An introductory philosophy of medicine [M]. New York:Springer,2008.

[6] Sackett DL. On some prerequisites for a successful clinical trail [C]// Shapiro SH, Louis TA. Clinical trials:issues and approaches. New York:Marcel Dekker,1983:65-79.

［7］ Singer P. Animal Liberation. A new ethics for our treatment of animals ［M］. Harper Collins，1975.

［8］ Spodick DH. The controlled clinical trial：medicine's most powerful tool ［J］. Humanist，1982,42(3)：12 - 21,48.

［9］ Tobias JS，Baum M，Thornton H. Clinical trials in cancer：what makes for a successful study? ［J］. Ann Oncol，2000,11(11)：1371 - 1373.

第 十 章　评价有效性

　　我们已经在本书第六章第五节"测量效度"中讨论了那些用于评估医学干预结果的指标，诸如风险差异、相对风险差异等，但我们只考虑了评估和测量医学干预的参数。换句话说，只考虑了方法，没有考察医学干预的有效性概念本身。在本节当中，我们侧重探讨：究竟把一个医学干预叫作有效的是什么意思？

　　较为直接和简单的说法是，当我们说医学干预是有效时，无非是在说干预具有提升健康的能力。但这个不能算作严格意义上的定义，至少不是排他性的定义，因为很多东西都在某种程度上提升人的健康但是不会被定义为医学干预，比方说适宜的运动、饮食等都可以促进健康，我们甚至还可以将范围进一步扩大，将亲密关系、工作成就、财富积累等都认为是促进健康的，但很明显我们并不会把这些都看作医学干预。当今大多数人对于医学的有效性毫不怀疑，毕竟在当今医学科学发展如此迅速的形势下，关于医疗新进展的各种铺天盖地的宣传在某种程度上也引致了对于医学科学的虔信。因此我们在这里问的问题乍一看有些可笑，这个问题是：医学是否真的有效？在非专业读者那里，这种质疑也许看上去没有多大意义，毕竟除了信任医学之外，似乎也没有更好的选择，毕竟这已经不是巫术占主流的年代了。但其实在专业群体诸如医师、流行病学、科学哲学和医学哲学学者那里仍然会保有这样的追问，甚至质疑医学在针对疾病上的这些措施是否真的起了积极的作用，这种声音被称为"医学虚无主义"。另外，评估有效性的对象也不仅仅是主流医学，在主流医学之外，作为其补充形式的但与主流医学的路数不一样的叫作替代医学。比方说顺势疗法，这种疗法虽然并不具有主流西医在全球范围的社会、文化等影响力，但是它长久以来也被作为一种补充的实践方式得以应用，甚至受到人们的欢迎。关于替代医学，人们会有更多的疑惑，哲学认识论会想要知道，既然替代医学与主流医学在模式上如此不同，它是否具有医学干预上的有效性？不论如何，至少很多人期待医学干预是有效的。当然，医学干预也并不能被仅仅划分为有效或无效的，而毋宁说是在某种程度上有效，即有效性本身是一个有待测量的属性，但这个问题我们在"测量效度"一节中已经探讨过了，本节的聚焦点仍是有效性概念本身。

第一节 | 有效性

医师群体对于有效性的观感并不是不变的,时代的发展和技术的变革会加速人们观念的更新,虽然观念的更新并不总是会带来积极的想法,但是医学史上的大部分发现和技术革新几乎都使得人们越来越相信医学干预的有效性而不是相反。在斯特根那(Stegenga,2018)引用的以下段落里,我们也许可以撇见一二:

> 在磺胺类药物和青霉素类药物的年代,我是个医学生,我记得当时对于这些东西的不信任是最早的反应。我们在一世纪之前就已经放弃了疗法。当然有一些我们认为是例外的,比如说,维生素 B 用来治疗糙皮病,肝脏的提取物用来治疗恶性贫血,胰岛素用来治疗糖尿病,在其他的例子上我们一般认为疾病的治疗是相当可疑的。军事肺结核和亚急性的细菌性心内膜炎在百分之百的案例当中都是致死的,并且我们也确认这些大的疾病进程本身也不会被改变,不仅在我们的时代不会被改变,在其他人的时代也不会。一夜之间我们变成了乐观主义者、激情主义者。疾病可以被治疗本身扭转回来,只要我们关于其机制知晓得足够多,这在四十年前是一个完全新的观念。
>
> ——路易斯·托马斯(引自 *Bluhm and Borgerson*)

这段话显示出这一事实,在抗生素到来和治疗 1 型糖尿病的胰岛素产生之前,很多医师关于医学干预的有效性保有的其实是一个非常中立(甚至可以说有些消极)的观点。但这个例子本身并不能显示出我们关于有效性概念的理解。一旦我们把提升健康这一点作为定义有效性的核心标准,我们就不得不再去返回到所谓"健康"和"疾病"的概念上来,这其实是本书第二章第二节里的话题。

持有自然主义疾病观的人会认为,疾病意味着某个特定的状况能够以异常生理指标或参数的方式被描绘或被刻画出来。根据这种观点或视角,一个医学干预如果确实能够针对某种异常生物功能并且能够将这一功能还原到正常或至少接近正常范围,那么就可以认为这种干预有效。比方说,内源性管理的胰岛素就是一个对于 1 型糖尿病而言比较有效的干预,因为它弥补了糖尿病患者 β 细胞不能产生内源性的胰岛素,这种干预修正了源自内源性胰岛素缺失的异常生理功能,换句话说,这是一个"治标又治本"的例子。

另一种规范主义的疾病观则从所谓"规范的"视角来刻画疾病,即认为认定一个状况是疾病的最主要的依据应该是看这个状况是否对某些人造成了损害。与自然主义的疾病观相比,看是否造成"损害"优先于定义什么是所谓的"异常"生理指标。由于定义"损害"总是相对于人而言的,因此之所以叫"规范主义",是想强调对于人的影响这一层面。

在这种视角下,如果一种医学干预能减少由某种疾病所导致的伤害,那么它就是有效的。比方说,如果布洛芬能够缓解痛经,那么它就因此是一个对于痛经的有效干预,这个有效判定就不需要考虑布洛芬本身是否调节构成痛经的因果机制。

但也许更为谨慎的看法是考虑一个整合起来的观点,既采取自然主义观点,也采取规范主义视角,即如果一个状况是疾病,那么它必须是能被异常的生物功能所刻画描述的,且它必须对于那个有这样状况的人造成伤害。斯特根那(Stegenga,2018)关于这一点的解释颇具有新意,他认为,基于杂合主义之上的有效性解释了为什么医学有着两个最为关键的目标——关怀与治愈:如果一个干预瞄准的是疾病导致的伤害,那么它就提供一些照护,并且如果这些照护针对疾病的某种异常的生物学功能,那么它就走向治愈的某种方向(尽管当然医学干预的绝大部分离所谓的治愈都很远)。

同样地,我们也可以基于不同的"健康"观来界定有效性概念。简单而言,认为健康只不过是疾病的缺失和认为健康是功能的提升(或增强),决定了相应的医学干预"有效性"界定不同。最为常见的关于"健康"的定义出现在世界卫生组织那里,但这个非常宽泛的定义可能会给"有效性"概念的界定增添困难,在世界卫生组织的这个"健康"定义下,任何对于个人的"完整物理的、精神的和社会的完满状态"的促进似乎都可以被定义为有效的医学干预,这样看来,难道亲密关系、升职加薪、成就感获得等都可以被看作具有医学干预有效性的吗? 我们在本书第十二章第一节"医疗公正:整合多学科视角的哲学视角"里也会看到类似的逻辑带来的难题。

第二节 | 医学虚无主义

医学虚无主义的信条,简单来说是医学干预并不如大家想象中那么有效。比如SSRIs 长久以来被认为属于抗抑郁药的类型,但研究中的元分析显示这些药物实际上并不比安慰剂在减轻抑郁症状上更为有效,并且也似乎有害。即便关于安慰剂,我们也无法预知它的效果。不仅如此,医学虚无主义还质疑医学的预测能力。比如,如果一位女性患者有一型乳腺癌,那么她会活过五年吗? 如果有人患有高胆固醇,那么他会在未来的五年内经历心脏病吗? 如果有人患上抑郁症,那么抗抑郁药物会减少他自我报告的症状吗? 如果有位患有心理疾病的患者被收治入院,正在服用多种处方药物,每种都有相当严重的不良反应:假如让他减少几种药物,那么他是会更好还是更糟糕? 究竟应该选哪几种来减少服用呢? 这些都是当代医学中实实在在的问题,但遗憾的是,关于这些问题似乎没有什么明确的答案,医学不仅不见得可以有治愈的效果,也可能对预后缺少明晰的答案。

在日常的语言使用当中,虚无主义是认为生命是无意义和无价值的一种观点。这种观点严格意义上不仅仅是一种对于生命意义的怀疑。它不是在说:怀疑生命意义;而是在断定：生命没有意义。伴随虚无主义的不免有某种失望的情感成分。同样地，一种强意义上的"医学虚无主义"也有类似的逻辑，它不是在表达我们需要等待或收集更多关于医学的证据从而才能决定是否相信医学，而是它已经断定医学是没有意义或价值的。

这一点似乎难以置信，但事实上，历史上的人们并不都像现在这样相信医学的力量。在早期现代的欧洲文化里，医学在很大程度上不被信任。比方说，莎士比亚笔下就有一个角色认为不能信任医师，因为医师给的解药也都是毒药。从某种意义上来说，当今的临床医学连带生物医学似乎都一起进入了一个大肆宣传某物的(hype)时代，以至于人们过分相信甚至迷恋医学是万能的，这一信念若走到极端且不能被确证之后很可能会导致对于医学极大的失望和倦怠。但凡去回顾医学史，便能看到医学一直有其批评者和怀疑者，即使是希波克拉底，现代医学象征意义上的先驱，对于医学实践和临床治疗也是持有批判态度的，他认为，在很多情况下，不做任何干预才是最好的治疗患者的方式。19 世纪西方社会对于医学的失望是一种常态。波特(Porter，1997)引用当时作为哈佛医学院院长的奥利弗·温德尔·福尔摩斯(Oliver Wendell Holmes)的话："如果现在整个医学界用的材料，都能被沉入海底，那么对于人类而言可能是更好的事情——当然对于鱼类来说可能是噩耗。"这似乎再度呼应了莎士比亚笔下角色关于解药也是毒药的话。

但这些 19 世纪关于医学的怀疑论，大部分都是由对于医学治疗效果的失望而引致的，这被福尔摩斯的篇章所描绘成"治疗虚无主义"。在 19 世纪末期之后，医学实际上取得了一系列长足的进步，如果没有 19 世纪末期疾病的细菌理论的发现和抗生素的发明，我们今天对于很多炎症还无所适从，统计学的发展也大力促进了后来的临床研究，以至于到现在医学推断都不能离开统计这一必要的工具。不管人们如何怀疑医学在某些疾病上的治疗效果，这几个例子似乎仍然能够体现医学的复兴。但医学虚无主义者斯特根那(Stegenga，2018)认为今天关于医学的怀疑论更多是关于医学的特征而非治疗，因此使用福尔摩斯的这一描述方式不再恰当，为了能够表达出一系列怀疑立场的集合，可将其命名为医学虚无主义。

医学虚无主义在当代的缘起与当代生物医学的发展似乎是一个硬币的两面。正是借助于强大的循证医学方法和实践，当代医学研究和实践才获得了前所未有的蓬勃发展。但正如布罗德本特(Broadbent，2019)指出的，很有趣的一个现象是，大部分持有医学虚无主义立场的人都是医学专业人士，并非坐在扶椅上的哲学家(philosophers in the armchair)。哲学家的注意力一般放在对于医学研究方法有效性的认识论反思上，或者去质疑医学干预的理论预设等。但更具有说服力的质疑者还是医学专业人士，比方说，知名的流行病学专家约翰·约安尼基斯(John Ioannidis)，他在其著名文章中论争大部分出版的研究发现都是错的，医师玛西亚·安格尔(Marcia Angell)，是非常重要的医学期刊编辑，他认为新药中几乎没有多少是有益的。还有一些流行病学家认为真正使人失望的是经验证据，因为自 21 世纪起，随机试验和元分析的方法显示出医学干预一般都只有很小的效果大小。除了经验证据之外，研究方法本身也有问题，论证试验和元分析并不是很可靠,这倾向于导致过度诠释干预的好处(效果)以及低估其弊端。另外还有统计学及试验设计的问题,这些则更为技术化且对于外行的读者而言相当令人费解。但还有一个即便不需要诉诸专业知识也可以理解的担心,即由于无所不在的资本和利益的驱动,由于大部分用于检验有效性、安全性的试验本身就由这些利益相关的公司执行,这里的利益冲突在所难免,而这似乎也是所有的质疑和担心里最为令人不安的一种。

第三节 | 替代医学

美国国立卫生研究院(National Institutes of Health,NIH)给了一个"补充和替代医学"(complementary and alternative medicine,CAM)的定义:"一组不同的医学和卫生保健系统、实践和产品,目前而言还没有被作为传统医学的组成部分。"

事实上,补充和替代医学包含了非常多种类的疗法。所谓替代指的是作为主流的、传统的疗法的他法和替代,而补充则强调 CAM 经常作为主流、传统医学的增补出现,即并不是作为对立面。此类实践包含顺势疗法、针灸和灵气疗法等。一般而言,CAM 很难获得来自科学的证据支持,甚至在很多方面和我们现有的证据和知识体系不相容,另外在美国现行的卫生保健系统里,一般而言都没有明确提供给人们这种替代疗法,人们需要私下去寻求这种帮助,如果能找得到的话。

支持 CAM 的论证强调数以百万计的人们报告由于替代医学的使用而健康得以提升,并以此认为既然这些实践已经存在很多世纪了,很多人也试图从中得到好处,那么替代医学有效性的经验基础也是非常强的。但反对者认为这个经验的基础,无论多大或者持续多么久,都能被我们强大的科学瓦解,当代循证医学用于测试干预有效性的标准是随机化试验和此类试验的元分析,当 CAM 当中的姑息疗法实践被随机试验所测试时,证据显示疗法较为无效。但 CAM 的支持者认为,CAM 某种疗法依赖于患者与医师之间的关系,因此随机对照试验如果要求将这一层关系隐藏起来,就等于从根本上破坏了这个 CAM 疗法最为本质性的规定。

另一个支持 CAM 的辩护认为,CAM 的效果不能被分配给干预当中的一个特定成分的单独因果性要素,它不能被看作一个药丸,因为药丸的化学成分就可以简单地解释它的效果,但是 CAM 不是这样。可见,关于 CAM 的这一辩护,其基本要义在于诉诸替代医学干预的整体本性:一个替代医学干预的效果不在于干预本身单一的面向,但其实是基于干预各方面的整体。替代医学的拥护者认为西方医学过度迷信还原主义的思维模式,但是替代医学本身是整体主义的。辩护者声称,替代医学所涉及的比疾病的还原基础更甚,它是关于患者的整体生命,包含一个人生活方式的要素,诸如饮食、运动、压力和关系等,这些都影响一个人的完好状态。因此,这一辩护的关键在于澄清这样一点:如果要通过隔绝因果"实体"且将疗法在一个控制的、双盲的、随机试验中实施的办法来决定一种顺势疗法的有效性的话,这就等于将使得顺势疗法最为有效的那一部分丢下了。

但是关于随机对照试验不能用于评估 CAM 的意见似乎混淆了两种用途的试验,反对或批评 CAM 的人认为,解释性试验(explanatory trials)和实用性试验(pragmatic trials)不一样,前者测试效力,而后者测试的是有效性(effectiveness)。这两者的差别是前者需要在一种找寻因果成分的意义上进行,即试图找到在干预当中到底是哪个有因果意义的因素起到了特定的作用;而后者只需要测试是否有实际的有效性,不用清楚是哪个因素发挥了特定的因果作用。因此一般而言,解释性试验是在理想的、控制的情况下做的,因为它需要排除干扰因素,找到那个想要测试的因果性要素,但是实用性试验只需要在常规的真实世界里做就可以了。因此,批评 CAM 的人认为,这种实用性试验可用于 CAM,在这种随机试验当中,干预本身以自然设置的方式被测试,这其中包含患者和干预提供者之间互动的微妙特征,并且他们相信这种实用性试验,可以被用于测试替代医学的整体本性。然而对于很多替代医学而言,并不能做到双盲。这时比较麻烦的是,如果试验结果显示 CAM 干预有效,我们到底是接受这个结论还是继续选择怀疑?因为当然我们可以继续认为这种结论是偏倚影响的结果从而还是选择不相信 CAM,但这似乎有点不公允,因为反过来如果同样的情况出现在传统主流医学的双盲试验结论中,你可能会选择相信传统主流医学干预。说到底,你相信哪个似乎已经被一开始的立场选择决定了,而且很可能,我们的立场选择受到各自生长和生活的文化、社会等语境的影响。

继而,所谓进化论证(evolutionary argument)角度出发对于 CAM 的辩护似乎也是无力的,这种论证认为,既然 CAM 一直在市场上,就证明它是有效的。彻底一点说,这个论证不仅仅在辩护 CAM 上是无力的,即便是用来辩护主流传统医学也是一样的无力。其原因在于,消费者本身没有办法基于药物的效力来判断她/他究竟应该购买哪种药物,除非所有的药物都是药到病除型的神药,这样消费者才能立马知晓哪些药下次可以不用买了,从而在市场机制下淘汰它。消费者没有信息来源知晓哪些药物在临床上是真正有效的,或者对于很多研究者来说这也可能并不完全清楚。毕竟,想想那些我们现在觉得是废弃的、无效的传统医学疗法,至少在 19 世纪初期之前在人类社会中还一直很流行。

参考文献

[1] Broadbent A. Philosophy of medicine [M]. New York：Oxford University Press，2019.

[2] Hansen K，Kappel K. Complementary/alternative medicine and the evidence requirement [C]// Solomon M，Simon J，Kincaid H. The Routledge companion to philosophy of medicine. New York：Routledge，2017：257 - 267.

［3］ Porter R. The greatest benefit to mankind: a medical history of humanity from antiquity to the present ［M］. London: Harper Collins Publishers，1997.

［4］ Stegenga J. Care and cure: an introduction to philosophy of medicine ［M］. Chicago: University of Chicago Press，2018.

第三篇

医学哲学与实践问题

在探讨了医学本体论和认识论之后,我们知晓了医学哲学如何渗透在我们对于医学知识和命题的分析和理解之中,现在我们可以转入讨论在纯粹的医学知识之外,医学哲学赋予我们的这些概念和推理工具,以及更为重要的思维方式本身,究竟能在什么程度上帮助我们切近医学中那些涉及具体选择的实践问题,这些选择之所以困难,是因为其涉及复杂的伦理、文化和社会因素,关于这样的问题往往没有一个唯一"真"的答案,寻求这些问题解决方案的道路也常需要在实践中逐步摸索。本篇分为两部分:第一部分是阐释在这一切近实践问题的努力中的方法论;第二部分则是以具体的例子来呈现在医学哲学切近当今世界的实际问题时所面临的境遇之复杂性,以及在这过程当中理论与实践之间的张力。

第十一章　切近医学实践问题的方法论 *

　　生命伦理学作为一门在 20 世纪随着生命科技发展起来的新兴交叉型学科，究竟是否具有其成熟的方法论？这一点不仅仅关系到在一种纯学术意义上生命伦理学存在的价值，更关系到生命伦理学是否具有在实践中的解释力和解决具体问题的能力。作为一门有具体应用领域的伦理学分支，生命伦理学领域的学者已然致力于创造出像原则主义这般具有理论简洁性和解释力的理论形态，也有坚守传统理论的学者仍致力于在经典道德哲学理论和现实具体问题之间达到一个有效的平衡；但不可否认的是，所谓个别物与普遍物之区分的哲学魔咒依然使得理论与实践的距离在某种程度上显得不可逾越，由此而生的反对意见，即所谓反理论形态的方法论成为了一种不可忽视的声音。

第一节 ｜ 生命伦理学方法及其主流理论形态

　　任何一个专业领域的进步，大致依赖于三个基础的夯实，它们分别是问题、方法和理论。遗憾的是，这三个领域的发展通常并不是同时的。一般而言，问题总是先于其他两者出现，而对于问题域的定界总是伴随着尝试性的理论的提出和逐步完善，与此同时，方法则更多地具有各学科领域之间的普适性，或者说，至少具有类型上的相似性。而理论则具有更为颇为尴尬的地位，它总想要在保持自身系统性的同时又能具有某种可接受程度的解释力。

一、作为实践伦理学的生命伦理学

　　当代生命伦理之形态学描述，需要一个特别针对方法论的研究作为在先的基础。这一点对于生命伦理学领域或主题而言尤为重要。生命伦理学最早被作为"应用伦理学"

＊ 本章内容引自：尹洁，生命伦理学中的"反理论"方法论形态——兼论"殊案决疑"之对与错[J]. 东南大学学报（哲学社会科学版）. 2015,17(2)：13－18.

(applied ethics)的分支,但这一看法后来被学界摒弃,学者们纷纷转而认为将生命伦理学归属于实践伦理学更为合适,这是因为所谓"应用"一词总有将某种或某些理论或原则代入的含义,而事实上并非所有生命伦理学问题的处理和解决都得套用将抽象理论或原则做某种演绎型应用的路子(Childress,2007)。然而,有相当广泛的意见认为即便生命伦理学被当作一种实践伦理学(practical ethics),其与理论的距离相较其他实践伦理学的分支领域而言更为遥远(Arras,2013)。从广泛的伦理学尤其是结合了实践伦理学观点的讨论来看,将伦理学理论或道德哲学理论直接运用在实际的伦理学案例当中,并不见得是一种明智的做法。例如,个别主义者(particularists),相对于持有原则主义者的人而言,会认为伦理学理论要么是自身不可能的,要么就是当运用于实际个案时毫无价值(Dancy,2006)。更有甚者直接抛弃伦理学理论,索性倡导"常识性道德与实际的社会实践、积极的法律以及机构才应该构成实践伦理学和社会评判的基础"(Fullinwider,1989)。

当代生命伦理学研究者不得不直面类似于这样的挑战与质疑。问题的关键也许不在于如何在理论与反理论(anti-theory)的进路之间选择,而在于如何能够在对于理论形态的梳理当中澄清生命伦理学问题的复杂性,并提示出与之相应的各方法的优、缺点及其分歧所在。看似缠绕纠结的问题、理论和方法,需要研究者在运用分析性的眼光去剖析的基础上,再以全局性的视野整合出更为有效的实际对策。有效的实际对策应当是检验实践伦理学理论与方法是否合理的标准,尽管哲学家们在这一点上常莫衷一是。

二、伦理学方法

但究竟什么是伦理学方法? 我们又当如何评价伦理学方法? 在讨论究竟殊案决疑是否能够作为生命伦理学的合理方法之前,我们需要澄清对于"方法"本身的界定。西季威克定义的"伦理学方法"可能是西方伦理学文献中具有里程碑意义的事件。在他看来,所谓伦理学方法是一种"我们用来决定什么是个别的人'应该'做的事情的一种理性程序——或者说用来决定什么是'对'的事情,或者说,是用来决定人们努力试图通过其自愿行为所要实现东西的一种理性程序"(Sidgwick,1962)。黑尔(Hare,1996)则进一步区分了广义和狭义的检视伦理学方法的进路,后者类似于通常意义上的元伦理学,负责检视道德推理的逻辑,而前者则更接近我们谈论的"规范伦理学",即以义务论、功利主义以及德性伦理学为代表的各理论派别。

三、生命伦理学理论的特殊性

然而,上述几种西方道德哲学中主流的高级理论(high theories),在生命伦理学研究中时常处于一种尴尬的境地。所谓高级理论,阿拉斯(J. Arras)主要指的是康德的道德义务论原则、后果论的功利主义原则、基于权利考量的伦理学理论和基于自然法传统的伦理学理论。这些理论之所以面临尴尬境地，首要是因为在纯粹的哲学理论论争当中，哲学家对于拥护何种理论本身就意见不一，更别提在每个理论派别内部还有那么多的分型了。更为重要的限制高级理论应用的原因是：生命伦理学独有的实践性质；生命伦理学家不能只停留于论证何种高级理论最有逻辑一贯性或者解释力，关键是，理论在生命伦理实践中必须是有用的。再者，很多高级理论尤其是政治哲学理论本身的"理想性"（ideality）限制了其应用于生命伦理实践，阿拉斯（Arras，2013）写道："……那些试图在当下将正义作为一种实践方法或手段来推进的人们，会立刻发现一些最为知名的正义理论都无法适用于这样一个目的。这是因为这些正义理论的作者甚至有意识地将其理论作为'理想型理论'来推进。"当然政治哲学家通常会以该理想理论只不过是距离当下现实比较远或者说终有一天现实可与理论相符合这样的理由来辩护，但不可否认的是，对于一个理想型政治理论的理解无法给我们提供实质意义上的指导。举例来说，在生命伦理领域，医疗正义的框架始终难以确立。哈佛大学医疗正义研究专家丹尼尔斯（Daniels，1996）最早认为在罗尔斯的正义论框架指导下，我们有希望构建出一个在正义原则指导下和以理性化程序为主导的社会实践政策体系，但诺曼·丹尼尔斯（Norman Daniels）在 2007 年出版的《正义的健康：公平地满足健康需求》（*Just Health：Meeting Health Needs Fairly*）第四章中，明确表示自己意识到一个政治哲学的正义理论框架很可能不足以产生具体实际的政策指引，除去哲学思辨之外，来自政治学的慎思与推理是不可或缺的。

　　进一步来看，高级理论在生命伦理中的尴尬境地并不见得意味着理论的彻底失败。英语世界近几十年的生命伦理学研究仍被另一理论形态——"原则主义"（principlism）所支配。原则主义的分型亦颇为多样，按照学术进路分型有义务论的原则主义与功利主义的原则主义等；按照原则具体条目的多寡来分，早期辛格（Singer，1993）与恩格尔哈特（Engelhardt，1996）的原则主义又与当今英美生命伦理学界常谈论的"四原则"（一种多元的原则主义，即 pluralistic principlism）又有着相当大的差异。国内学者最为熟悉的"四原则"来自英美生命伦理学研究重镇肯尼迪伦理学研究中心（Kenney Institute of Ethics，Georgetown University）的两位原则主义主力人物比彻姆（T. Beauchamp）和邱卓思（J. Childress）。原则主义的核心主张是，生命伦理学的道德判断本身需要诉诸一些基本的道德原则或规则，由此一些更为具体的道德结论可从中推演出来。需注意的是，原则主义并不严格要求所有的道德判断必须被还原为一般性的道德指导原则，但最起码，当有关何种合宜行为应当被实施的意见上有冲突或疑问时，必须要常常诉诸以原则为导向的道德推理。但原则主义的主要反对者如克劳泽与格尔特（Clouser and Gert，1990）认为比彻姆与邱卓思的"四原则"并未提供任何有关多元原则排序的清晰程序，在道德实践中显得非常模糊，至多不过发挥了类似于分类标签的作用，并无任何的实际指导作用。然而，原则主义并不试图以一种简单的演绎方式将原则直接带入个案并幼稚地认为这样就获得了具体的行动指南。原则主义的主张涉及更为细节化的、更为实际的、涉及道德推理程序的考虑。汤姆林森（Tomlinson，2012）将比彻姆和邱卓思的多元原则主义总结为包含"权衡"（balancing）、"个别化"（specification）和"反思平衡"（reflective equilibrium）三个阶段。"权衡"决定彼此冲突的不同原则各自应当具有怎样的比重和力度，"个别化"是讲原则细化成规则从而使得其更为适用于具体个案的方式，它决定了抽象原则的意义和使用范围，而前两步的完成仍无法给出哪个原则更为重要的结论。在此情况下，罗尔斯式的"反思平衡"成为拯救和完善多元原则主义的关键，而这使得从原则主义到殊案决疑的转变和过渡成为可能。

第二节 "反理论"方法论形态："殊案决疑"之对与错

一、以个案为主导的殊案决疑

（一）殊案决疑的定义与历史

我们首先来看一下究竟什么是当今生命伦理学界探讨的、以个案为主导的"殊案决疑"。强森和图尔敏（Jonsen and Toulmin，1988）给出的"殊案决疑"的定义是："一种对于道德问题的诠释法，此种方法使用基于范例和类比的推理程序，从而得以形成一种有关个别道德义务存在和紧张度的专家意见，这种意见通常以一种规则或准则的形式出现，这些规则或准则并不是普遍化的，也不是不可变通的，因为它们仅仅在与一些典型的行动者与行动环境相关联时才持有某种程度上的确定性。"

殊案决疑可最早追溯到西塞罗（Cicero）时期，尽管在发展史上看来，它的倡导者总是在自然法（natural law）传统中进行对话和释义，但作为一种实践推理，它在事实上并不依赖于任何道德理论。这一点在理解殊案决疑时尤为重要，因为尽管在上述引用的那段定义当中提及殊案决疑本身时讲到所必需的规则或准则，但这不等于说殊案决疑也同样是在道德推理中使用道德理论。汤姆林森在反驳殊案决疑的方法论时也首先对其到底是什么做了澄清，他写道："殊案决疑不能用来指那些将范例型个案（paradigm cases）作为精炼道德原则或者道德理论的测试场的做法。范例型个案的使用可以是殊案决疑的一个特征，但单凭这个不能将其与其他的伦理推理进路区分开来。"（Tomlinson，2012）

在某种意义上，"殊案决疑"更接近亚里士多德的"实践智慧"（phronesis）（Jonsen，1991）。实践推理之于理论推理的区别在于，后者往往自信于推理过程而对推论的结果不甚确定，前者则恰恰相反，即在作为最终结果的判断上相当自信，而却在推理的过程或程序上持模棱两可的态度（Jonsen and Toulmin，1988）。由此殊案决疑的倡导者们得出结论,这便是基于个案的实践推理优于原则主义的明证。需要注意的是,当今政治哲学中的热门概念之一———罗尔斯(Rawls,2005)的"反思平衡"在某种意义上也是一种实践智慧,它要求一个人道德判断者能够在较为宽泛、抽象的道德原则或价值与更为特殊化、个体化的道德直觉之间达至平衡。这样的道德判断主体需要拥有广阔的视野,在处理冲突和争论时能够采取合理的进路,充分了解这个世界和繁复的人类事务,能够意识到自身的偏倚,并且能够欣赏他人的不同价值和兴趣所在(Rawls,1951)。

(二)决疑术的要件与应用步骤

伦理学理论中的道德特殊主义(moral particularism)是生命伦理学之重要方法之一"殊案决疑"(casuistry)的理论来源。从词源上来看,casus 在拉丁文中是"个案"之意,一般指法律对于特殊个别案件的处理。Casuistry 的另一个常见译法是"判例法",但这个译法会比较容易混同法律术语,"殊案决疑"的译法可能更为贴切。道德特殊主义认为并不存在可被辩护的道德原则,并且认为所谓道德思想并不是将道德原则应用到具体个案上去,道德上完美的人也不是那些所谓将原则运用得好的人(Dancy,2013)。殊案决疑或决疑术的倡导者强森和图尔敏有一个关于殊案决疑的三部曲式的描述和界定。在他们看来,决疑术使用程序的第一步便是一种类似"形态学"(morphology)的描述,即尽量描绘出一个个案的所有细节,尤其需要描绘出与各环节相适应的准则。在一个个别的生命伦理学案件中,所谓"形态学"的描述类似于给出框架型结构的形式特征,这些形式特征本身是不怎么变动的。第二步则是给出所谓的"分类"(taxonomy),这基于在完成第一步之后所能获得的有关个案的描述尤其是那些适用于个案的相应的准则(maxim)的描述;这将有助于将当前处于疑问当中的个案划分到某个特定的范畴里去。分类的结果是能够梳理出在每类当中作为对与错之范本的案例。在这样的情况下,强森和图尔敏认为,我们就具有了能够做出"类比判断"(analogical judgment)的基础,类比判断不同于演绎判断,因为它不要求从某个确定无疑的起点命题或观点出发进行演绎式的推理。道德判断主体在此做出的整体性判断(holistic judgment)要求一种对于所谓"动力学"(kinetics)元素的了解;按照强森和图尔敏的定义,所谓"动力学"是道德判断主体转移其道德运动(moral movement)到其他个案上去的方式。所谓"道德运动"的字面含义有些令人费解,但按照上下文的语境来看,强森和图尔敏试图表达的应该是一种将道德抽象原则转化为具体的道德准则的思维运动。

(三)黛比个案

以具体的个案为例,强森和图尔敏最常用的案例是"黛比个案"(Debbie's Case),该个案取材于发表于《美国医学会杂志》(*Journal of the American Medical Association*,1988)一个匿名作者所写的题为《都结束了,黛比》(*It's Over,Debbie*)的短篇小说。小说描绘了一个妇产科医师半夜被叫至一个 20 岁就罹患卵巢癌的患者的病床前所做的事情。黛比已经多日无法进食与睡眠,处于持续的呕吐、疼痛和缺氧状态。她唯一对住院医师所说的话便是:让我们了结这桩事吧。于是住院医师开了吗啡并执行注射,告诉患者说这将帮助其更好地入睡,心里期望的是该剂量的吗啡能够抑制黛比的呼吸系统,从而让她快速死去(Tomlinson,2012)。

(四)案例分析

按照强森和图尔敏的三部曲定义法,第一步是给出情境的描述,即给出适用于该个案的各个准则,这是所谓的形态学描述,因此可能适用黛比个案的准则有这样一些:①杀人是错误的;②医师有义务减轻患者疼痛;③在治疗过程中,医师应当尊重患者的自主权,尽管这有可能带来死亡的后果。接下来便是将个案置于特定的分类当中,并找出相应的范例型个案以便知晓在该种类型的道德案件中哪些行为是对的,哪些是错的。强森将黛比个案置于"杀人案件"的类型当中,但他对于为何单单挑选这一个类型作出的解释又似乎差强人意。他写道:"另外一个替代方案是将其归于'医师有关怀患者的义务',但这样做很明显是有循环论证的嫌疑的。"(Jonsen,1991)。

此处让人费解的是,为何这个所谓的替代方案——将黛比个案置于"医师有关怀患者义务"这一类型当中去——有循环论证(或者更精确些,论证前提中就暗含结果)的逻辑错误嫌疑,而强森原来做的分类——将个案划分到"杀人案件"类型——就没有这种逻辑错误呢?汤姆林森的反对意见是,难道我们不正是要讨论究竟在我们做道德判断时,这些中的哪个准则需要被置于高于另外一个准则的地位之上吗?因此所谓基于类比的范例型个案好像并不能发挥什么作用,除非我们能找到一个精确的所谓范例型个案与当前这个处于我们疑问当中的个案正好是完全类似的,否则我们就还是要考虑当前这个个案的所有环境性因素(circumstances)并且据此而不是什么类比来解决问题。

可见强森和图尔敏所界定的殊案决疑在很大程度上由于其类比的推理思维方式而依赖于所谓"范例型个案"的解释力。在持有较为严苛的演绎推理逻辑的人看来,此种依赖于类比的推理模式要么在逻辑意义上是不够精确的,要么就是在实际效用上无法产生多少有用的结论。我们在这里不考虑前一种反对意见,因为这是基本逻辑立场的不同;本文仅考虑,殊案决疑是否能够如它所声称的那样作为一种替代原则主义的方案而运用在生命伦理实践中。

二、殊案决疑能否替代原则主义

汤姆林森给出的意见整体而言是否定的。他认为殊案决疑并非原则主义的完美替代品,其根本原因在于,它似乎并不具有其两位倡导者强森和图尔敏所极力推崇的强有力的特征。强森和图尔敏认为殊案决疑之所以具有解释力,是因为它在实践推理的模式上与医疗诊断的逻辑极为相似。但事实上,这一点倒不是显而易见的,且按照汤姆林森的理解,这一介于生命伦理的实践推理与医疗诊断的逻辑之间的类比也并不见得合理,因为其所谓共享的"模式识别"(pattern recognition)并不能给我们指出究竟是哪一种共同的"模式"使得我们在两者之间做的类比得以正当化,因此强森和图尔敏坚持的此种类比很可能是无缘之木,甚至在哲学逻辑上犯了循环论证(begging the question)的错误。

汤姆林森(Tomlinson,2012)还看到,强森版本的殊案决疑其另一核心问题在于一种所谓"未经批判的传统性"(uncritical conventionality),即理所当然认为所谓适用于具体个案情境的所有范式性要素都已然在社会中作为固定的传统而形成。但社会传统究竟本身是如何形成的? 是先有道德判断才有社会传统还是反过来? 这一点在原则主义的领军人物邱卓思(Childress,2007)那里也有类似的意见,他认为强森和图尔敏在声称道德判断个别化特殊化具有首要性时,他们并无站得住脚的根据,因为我们那些个别化特殊化的道德判断仍是在大范围的、传统性的道德慎思与对话中形成,而传统则既集成了个别化的判断与范例型个案,也吸收了普适性的原则,这两大类中的任何一个都是不可缺失的。汤姆林森举例说,比方在思考主动安乐死(voluntary euthanasia)问题时,我们应当考虑的核心问题实际上是,究竟患者同意这一点是否能够使得安乐死成为不杀人准则适用的例外。换句话说,如果我们在这件事上诉诸所谓社会传统下形成的范式性思维,那么我们似乎无法回答以上这个问题,因为社会传统根本无法告诉我们是患者同意更重要,还是不杀人更重要。在这件事上社会传统如果声称自己有任何明确答案的话,那么它只能犯下在论证前提中已然预设结论的逻辑错误。更为麻烦的是,殊案决疑作为一种道德推理方式不能够很好地识别主动安乐死个案中的历史性因素或者偶然性因素,这是因为不杀人准则与自主同意原则并非在所有的文化、宗教语境中都适用,比方说在基督教世界中只有上帝才有权决定一个人的生命是否应该结束以及何时结束,个人的自主自愿与生命权是无关的。在这一点上,殊案决疑作为一种方法并不比原则主义更有优势。

三、原则主义作为生命伦理实践推理的根本方法

而当汤姆林森在此说殊案决疑在很多地方并未优于原则主义时,他的观点与邱卓思再度呼应。在邱卓思(Childress,2007)看来,殊案决疑方法拥护者的核心论点在于认为道德判断的本质是特殊的、个别的;也就是说,道德判断本应以个别化的方式做出,而不该呈现为将抽象原则应用于具体个案的形式。但这样说却是错误地或者至少偏颇地理解了原则主义。关于原则如何与个案将关联,理查德森(H. Richardson)曾定义出三种主要的模型:①应用,即将原则直接以演绎的方法应用于个案,这是最常见的也是一般读者对于所谓原则主义的理解;②平衡,即依赖于判断者直观的权衡;③个别化,即通过所谓裁剪规则以适应个案的方式达到应用原则的目的。可见并非所有原则主义的应用都采取演绎的方式进行,因此倘若殊案决疑的拥护者反对原则主义的理由是原则主义死板地遵循演绎逻辑或套用数个原则,那么他们的批评的确是偏颇了。更为关键的是,殊案决疑本身也常常援引原则来完成其推理,正如强森和图尔敏(Jonsen and Toulmin,1988)曾写的:"好的殊案决疑是将原则详加分辨地运用于个案,而不是草草了事地将原

则带入所有不加区分的个案中去。"

在邱卓思（Childress，2007）看来，当殊案决疑方法的拥护者宣称道德判断的本质应当是特殊的、个别的时，这一说法很难诠释；如果这一说法意在表明，个别的、特殊化的道德判断在逻辑上或者在一种规范性的意义上优先于原则，那么来自殊案决疑支持者的论断是站不住脚的，这是因为我们最好把个别判断与原则之间的关系看作辩证的而非一先一后的，当有任何的冲突出现时，我们需要做的不是舍此取彼，而是要么调整原则，要么调整个别判断，在整体上而言我们需要实践的是一种罗尔斯意义上的"反思平衡"；换个角度说，在当代认识论者看来，我们该当采取的不是一种基础主义而是融贯论（coherentism）的策略让冲突的各信念彼此相容。基础主义的策略会使得我们倾向于寻求一个稳固牢靠的出发点从而其他信念都可以从中衍生出来，但邱卓思认为，这不是生命伦理中的实践判断该当采取的方法。

由此看来，我们也许可以把邱卓思当作一个温和的原则主义者，因为他并非全力排除殊案决疑作为生命伦理实践慎思的方法。只不过，他认为殊案决疑并非如它的支持者所声称的那样能够完全排除可普遍化的、一般化的成分或要素，而这些成分或要素对于实际情形中我们形成的最终道德判断来说是必需的。邱卓思（Childress，2007）认为我们在形成任何一个个别判断时，都或多或少地同时形成了某些更为一般性、普遍性的东西，而这些所谓一般性的要素既是原则主义者口中的"原则"，也是殊案决疑支持者口中的"范例型个案"。可见邱卓思并不是在向殊案决疑的方法论让步，他采取的策略是去论证所有殊案决疑支持者所认为自身独有的解释力在某种程度上实则都可以被"还原"为源于原则主义的解释。也就是说，邱卓思认为，无论在何种程度上原则主义的方法与理论正在逐步向"个案"过渡或靠近，说到底原则主义才是生命伦理实践推理的根本方法。

四、理论作为方法论之一种必要形态

正如邱卓思在其《生命伦理学中的方法》一文中提到的：一种纯学术性质的对于生命伦理学的探究，并不是真正在"做生命伦理学"。这意味着我们有可能有必要调整生命伦理学的研究格局，这一调整需要我们将生命伦理学的实践维度方放在第一位，亦即在权衡何种方法适用于生命伦理学研究时，将实践维度的重要性和意义作为首要衡量标准。因此作为一种突出个案特征与实践情境的方法，殊案决疑有其实际的、在解决问题上立竿见影的效果，但这并不意味着它可以将原则主义从生命伦理中清扫出去。毋宁说，在殊案决疑试图扫除原则主义时，它极有可能连自己也一起清除了，这是因为在我们所形成的任何道德判断，无论模糊或清晰，无论适用范围是在特殊境况下还是一般情境中，总有着可一般化的、可普遍化的倾向，而这种普遍化倾向在笔者看来，才是原则主义最为核心的主张。

而正如读者从本文的引介与论述中可以看到的，当今生命伦理的多种互竞方法实则具有一定的"家族相似性",笔者认为此种相似性来源于我们在诉诸道德直观和推理时的高度相似与相通,而种种纷争,既源于学术旨趣的不同,也源于在某种程度上不同进路对自身道德推理模式的反思所遵循的理路之差异。当殊案决疑方法作为一种生命伦理中的反理论形态出现时,笔者认为它并未有力否定理论的解释力甚至没有实践意义,毋宁说,它在某种程度上激励了原则主义作为理论和方法自身的反思、修正与发展;这缘于道德直观与道德反思总是在辩证地互相调节和修正,而理论存在的意义即在于此。

参考文献

[1] 尹洁,生命伦理学中的"反理论"方法论形态——兼论"殊案决疑"之对与错[J]. 东南大学学报(哲学社会科学版),2015,17(2):13-18.

[2] Arras J. Theory and bioethics [EB/OL]. (2013)[2020-06-03]. http://plato. stanford. edu/archives/sum2013/entries/theory-bioethics/.

[3] Childress J. Methods in bioethics [C]// Steinbock B. The Oxford handbook of bioethics. Oxford University Press,2007:15-16.

[4] Clouser KD,Gert B. A critique of principlism [J]. J Med Philos,1990,15(2): 219-236.

[5] Dancy J. Ethics without principles [M]. Oxford:Oxford University,2006.

[6] Dancy J. Moral particularism [EB/OL]. (2013)[2020-06-03]. http://plato. stanford. edu/archives/fall2013/entries/moral-particularism/.

[7] Daniels N. Just health:meeting health needs fairly [M]. New York:Cambridge University Press,2007.

[8] Daniels N. Justice and justification:reflective equilibrium in theory and practice [M]. New York:Cambridge University Press,1996.

[9] Engelhardt HT. The foundations of bioethics [M]. 2nd ed. New York:Oxford University Press,1996.

[10] Fullinwider RK. Against theory, or:applied philosophy-a cautionary tale [J]. Metaphilosophy,1989,20(3-4):222-234.

[11] Hare R. The methods of bioethics:some defective proposals [C]// Sumner LW, Boyle J. Philosophical perspectives on bioethics. Toronto:University of Toronto Press,1996:18-36.

[12] It's over, Debbie [J]. JAMA,1988,259(2):272.

[13] Jonsen A. Casuistry in clinical ethics [J]. Theor Med,1991,12(4):295-307.

[14] Jonsen A,Toulmin S. The abuse of casuistry [M]. Berkeley:University of California Press,1988.

[15] Rawls J. A theory of justice [M]. Cambridge,MA:Belknap Press,2005.

［16］ Rawls J. Outline of a decision procedure for ethics ［J］. Philos Rev，1951,60(2)：177－197.

［17］ Sidgwick H. The methods of ethics ［M］. London：Macmillan，1962.

［18］ Singer P. Practical ethics ［M］. 2nd ed. London：Cambridge University Press，1993.

［19］ Tomlinson T. Methods in medical ethics：critical perspectives ［M］. New York：Oxford University Press，2012：51－83.

第十二章 生命医学中的实践伦理

第一节 | 医疗公正：整合多学科视角的哲学视角

一、医疗公正概念

是否真的有所谓"医疗公正"？当我们谈论"医疗公正"时，我们究竟是在谈论什么？社会科学家和公共卫生学关注的概念甚至在术语使用上都与哲学家极为不同。一般而言，他们避免谈论"公正"或"正义"。Health inequities（或者其反面，health equity）和 health disparity（健康差异）是在英语文献中更多出现的表述。前者与哲学意义上的医疗公正具有比较近似的内涵，后者则更多地侧重于描述作为结果的健康状态的差异。Health disparity 的界定更多地依赖于外在指标的测量，比方说对于健康资源的可获得性（可及性）、发病率和病死率等。当今的公共卫生和护理学中偏卫生政策的研究领域中这一主题的文献比较多见。

哲学家谈论"医疗公正"的并不多见。近 20 年的文献中，诺曼·丹尼尔斯是最为知名的一位，另外一位是艾伦·布坎南（Allen Buchanan）。作为一位受过分析哲学传统训练的科学哲学家，丹尼尔斯并未像当代大部分伦理学家一样过分执着于从道德理论的构建，而是更为侧重于探索医疗公正概念框架如何可能与实践问题相链接。或者说，丹尼尔斯关心的是一个宏观的（macro-level）的生命伦理学问题。

（一）概念构思与相应的方法论

对于哲学而言，概念的定义和构建十分重要。即使像医疗公正这样必须与实践接轨的概念，在哲学家的眼里也首先必须确定界限。丹尼尔斯在早期作品中使用"正义的卫生保健"（just health care），后期则转用"正义的健康"（just health）。先避开这里的内容区别不谈，从这两个短语的结构上来说，实际上它们都不能严格对应所谓"医疗公正"这样的中文表述，但如果按照字面意义做出上述这两个短语的翻译，这两个概念就变得很难理解,甚至让人觉得不明所以。然而,"医疗公正"实则是一个更难定义的概念。丹尼尔斯非常清楚一旦其使用 health justice 这样的术语,就需要有一个伴随的理论来支撑这一概念。因为 health justice 的中心语是 justice,这意味着本质上它是有关健康的正义,就像也有教育正义(educational justice)或者刑事司法正义(criminal justice)一样。但在所有哲学家提出的正义理论或正义观念那里,都没有直接谈到过卫生保健领域。这个问题的关键在于,需要思考究竟是有一个可被正当化的正义理论且这一正义理论可以被证明能应用于卫生保健领域,还是说有一个可被正当化的、也可实践的"医疗公正"理论且这个理论本身不预设一般的正义论(理论或观念)呢?

对于哲学家而言,这不是一个微不足道的问题。对于以上这个问题的回答,决定了哲学在这一课题研究上的路径设计。倘若采取第一个路径,即认为必须从一个一般性理论过渡到应用实践,那么我们需要在所需要的正义论框架上先达成共识。但倘若采取第二个路径,即认为医疗正义的理论框架是无需预设一般性的正义理论的,那么我们可以暂时抛下各种形态的正义理论的争执,而直接在实践应用中发展出一套可被经验逐渐修正的医疗公正理论来。当然,这并不是在说,我们可以不顾正义理论,恰恰相反,还是必须要从某一种一般性的正义理论出发,但要让这种正义理论以一种引导问题的方式出现,而不是断言这一正义理论是我们所有尝试由以出发的、演绎论证式的起点。我们援引这样的正义理论是为了将医疗公正问题阐释得更为清楚和精当,而不是说,基于我们的经验证据和分析我们现在可以断言这一正义理论是用于构建一个医疗公正理论的基准。

因此,我们首先对于选用的那个一般性的社会正义理论持有一种开放的态度,即在我们可援引的众多一般性社会正义理论中,这一理论必然有一部分框架是我们认为可以用来凸显问题的合适框架。即,如何构思一个问题(how to frame the question)很重要,问对问题本身就是回答和解决好问题的关键。但即便这个框架我们认为合适,也不排除有其他的更好的框架的可能性,这就是所谓持有开放态度的意思。

(二) 为什么一般性社会正义框架行不通

丹尼尔斯认为我们不必纠结于究竟哪个一般性正义理论才是最好的框架,事实上即便选择了罗尔斯的两个正义原则作为阐释医疗公正问题的框架,也可以再重新考虑阿马蒂亚·森(Amartya Sen)的能力理论(capability approach)作为替代。但这不是问题的关键,医疗公正问题的关键仍在于资源配置,需要解决的问题是,当我们资源有限时——事实上这个情况适用于所有的国家,无论是发达国家还是发展中国家——我们如何能够具有一种道德权威做出决定来调整支配那些医疗资源在不同需求之间的配给。因为不管医疗公正的理论如何,作为一般原则的正义理论无法回答这个配置问题。

试想一下这个问题,倘若有 A 和 B 两个群体都需要一批卫生保健资源的投入,有什么哲学性质的正义理论能够直接解决这个配给的比例问题呢? 通常不会采取极端的、非A 即 B 的态度,但仍不能确定结果。究竟是确保大部分人能获得一个较为缓和性质的健康提升,还是选择让少部分人获得较为大的健康受益好呢? 选择前者代表了一种累积(aggregation)的想法,但这在很多具体的场合被人们所反对。比方说,在制定医保报销目录时,如何能仅仅考虑基于成本分析将补牙放在阑尾手术的前面呢? 补很多人的牙齿花费的钱与一个阑尾手术一样,这并不能正当化补牙优先于阑尾手术,不能以获益的人数多来评判应该选择哪一个优先,这是一个相当直观的论证。试着考虑另外一个问题,即我们在选择时,究竟是以尽量让人们获得最佳结果,还是要让人们获得更为平等的机会,从而这些机会再能让他们获得健康结果? 这个问题并非微不足道,最佳结果本身意味着在权衡时要直接评估效果,而如果要让人们尽量获得机会,则结果是不确定的,在享有平等机会的前提下,并不是人人都能获得相应的健康结果。从直观上而言,人人获得对于某种医疗服务的权限或者可及性,并不意味着人人都能从这种权限中获得最大收益。倘若我们将肾透析作为全民医保项目(比方说,英国有段时间是不允许的),那么意味着我们给予大家的是平等的获取这一医疗资源的机会,但事实上相当多的人一辈子也不会使用这样的机会,但他们有可能病于或死于其他疾病,而相对来说,那些需要肾透析并实际获得了肾透析权限的人,可能最终的生命质量高于一些没有使用这一资源的人。由于"机会"(opportunity)的含义含糊,导致我们无法顺利完成从"形式的正义原则"到"实质的正义原则"的"转化"。解决分配问题的首要资源是市场,但实际情况是,对于市场的要求不能过高。商业保险可以做到让消费者知晓其购买产品的细节,但如果要对于市场经济提出公平公正的要求则是不现实的。其次可以寄希望于民主的决策过程,但大多数人的原则实则并不具有解决道德争端的能力。可以让投票吃香草味冰激凌的人服从于更多的投票吃巧克力冰激凌的人,但道德争端的解决方式不是如此。由此我们看到,在解决优先性设定类型的问题之时,不可避免要遇到以上所提到的、在最佳结果和公平机会之间的权衡问题。

(三) 哲学理论如何指导生命伦理学研究

　　生命伦理学四原则之父比彻姆认为丹尼尔斯在医疗公正问题上的尝试性进路提供了一个最为合适的生命伦理学研究方法。这一评价具有相当的分量,这是因为对于生命伦理学而言,方法以及方法论探索是学科本身发展的重要决定性因素。相对于当代道德与政治哲学长期停留于概念与理论的辨析而言,应用伦理学(实践伦理学)研究实则更多展现出了与生活世界相关联的生命力。比彻姆在其论文《道德理论在生命伦理学中还有前途吗?》(Beauchamp,2004)中批判性地分析梳理了自生命伦理学发端而来的主要研究方法,借此提示究竟在哪些层面上哲学理论仍能之于生命伦理学研究而言具有实际的指导意义。

　　自 1971 年罗尔斯发表《正义论》以来,道德与政治哲学研究在英语学界受到了越来越多的关注。关于正义理论本身的讨论日趋成熟,出现了像以德沃金、桑德尔、沃尔泽、巴里、科恩为代表的正义理论流派。然而有关正义理论之应用的研究却相当少见。除了在教育哲学领域的讨论之外,即便是对于正义理论框架推崇备至的公共政策领域,也似乎只是将"正义"作为一种原则性指导,并没有出现如何将正义原则应用于实践的研究。当然这与正义理念与理论的哲学性质有关,罗尔斯正义论的核心预设"原初位置"和"无知之幕"本质上而言都是一种思想实验(thought experiment),这使得探索理论与实践之间的方法论成为了一种亟待去解决的问题。

而恰恰这一方法论的断层也正是近几十年来道德与政治哲学发展的瓶颈所在。生命伦理学在当今的受瞩目程度再次提示了方法论突破的必要性,即:究竟道德与政治哲学理论在何种程度上指导了我们的当代生活?电车难题的诸多变型诚然是非常好的思想实验工具,但在现实生活中不可否认的是我们必须做出判断,而不满足于停留在选项分析上。尽管在现实生活中做出的判断一定是不完美的、有所牺牲的,但也许道德哲学家能够帮助我们形成对于此选择的合理性说明。或者按照丹尼尔斯的术语来说,提供"为合理性负责"(accountability for reasonableness)的说明。这意味着道德哲学应该提供合理性说明,即可以在公共的道德推理与讨论中,起到提供正当化说明的工具性作用。

(四)丹尼尔斯:健康需求的道德重要性

丹尼尔斯认为在医疗公正这一话题上首先最具必要性的讨论应集中于健康需求的道德重要性,因为只有给出了这一点的合理化说明,才能将健康需求与正义这一观念链接。有不少学者认为这一点的讨论毫无必要,或者至少不具有丹尼尔斯赋予的那种重要性程度。笔者个人的观点是,事实上如果丹尼尔斯能够证明这一点的话——事实上笔者也认为他得以证明了这一点——那么到头来他的观点还是与罗尔斯正义论蕴含的观点无异。虽然罗尔斯没有明确提及医疗公正,但这一点完全可以被包含在他的框架里面,但这恰恰是丹尼尔斯理论的价值所在,即他非常明确地将这一点凸显了出来。在罗尔斯那里,一个可被蕴含的结论并不足以提示健康这一需求的重要性,而将健康需求凸显出来恰恰是建立医疗公正理论的目的所在。

在1985年的《正义的卫生保健》(*Just Health Care*)一书中,丹尼尔斯给出了一个较为系统的说明。在其2007年的《正义的健康》(*Just Health:Meeting Health Needs Fairly*),丹尼尔斯认为卫生保健的概念过于局限,转而认为健康需求才是医疗正义合适的应用对象,这一版本与世界卫生组织官方认可的"健康的社会决定因子"(social determinants of health,SDOH)一致,也更与一般意义上的社会正义概念相兼容。按照"健康的社会经济地位梯度"(SES gradients of health)结论来看,富裕程度并不是决定健康水平的唯一因素,像古巴或印度的某个州这样GDP低的地区健康指数甚至不低于美国这样的高收入国家。由此我们需要关注更多经验性因素(比如教育水平、社会地位等),即建立更多的因果机制关联,使得我们能够知晓健康水平究竟取决于哪些因素。然而理论上需要面对的问题是,如果健康的社会决定因子确实具有道德重要性,那么一个医疗公正理论在何种意义上区别于一般的社会正义框架?

丹尼尔斯认为罗尔斯的框架提供了一个基本的理想预设,在罗尔斯的社会正义框架中,根据机会的均等原则,最为重要的"机会"只有在人免除疾病并能发挥正常功能的时候才能获得,因此这一机会的均等原则提供了一个最为经典的对于获得健康[和(或)卫生保健]的正当化说明。幸运的是,丹尼尔斯并未重复罗尔斯的概念框架,而是沿用了这一框架。在《正义的健康》中,他以医疗公正理论的建构为例,向应用伦理学家展示了一种反思平衡模型是如何将道德哲学理论与实践相关联的。简言之,反思平衡是指由道德直观到道德理论再回溯到道德直观的过程,在这一反思过程中,个体或群体能够获得关于在特定情境中使用或应用何种道德原则或理论的知识。这不同于生命伦理学中常见的演绎式的原则主义。原则主义倾向于在原则之间排序。它也不同于殊案决疑方法,能够根据情境变化具体的道德判断。

罗尔斯式的正义论两原则(Rawls,2001)是一种假设性的社会契约状态,即假设社会全体道德人能够在自由和平等的理念下按照这两个原则对于社会制度做出安排。原则本身不必是具体的,只不过本身作为宪法层面的必要成分(constitutional essentials),但如何基于原则做出社会安排则是另一回事。在丹尼尔斯的整个健康正义体系中,罗尔斯的两个正义原则本身没有进一步细化的必要,只是需要我们在健康资源的配置过程中去检验每步具体的操作是否能够满足这两个原则的要求。具体而言,就是去看所谓"公平的基准"(benchmark for fairness)这一作为中间项的指标是否能够满足。这一中间项需要根据具体的社会、文化、经济等语境进行更改和修正,并不是一个固定的参数。

二、从概念到实践——以"公平的基准"为例

首先需要澄清的是,罗尔斯的正义论在医疗公正的语境中不是一个形而上学的道德哲学教条,这一点即使是罗尔斯(Rawls,2001)本人在《作为公平的正义:正义新论》(*Justice As Fairness:A Restatement*)里面也说得很清楚。"作为公平的正义"是一种政治理念,是公共理性和交叠共识的基础,它容许多元价值观的互竞。一旦将正义论看作是道德形而上学教条,其结果必然是对其做演绎式的应用,即将正义两原则当作实质的、内涵上的延展。但罗尔斯所提出的"作为公平的正义"首要强调的是程序即过程上的公平。这也是为什么它具有作为整合多学科的潜质,因为它并未就具体的价值观做出独断式的判断,否则,罗尔斯和丹尼尔斯都需要去正面回应无穷尽的就内容方面的批评意见。

(一)丹尼尔斯的三个问题

丹尼尔斯在《正义的健康》中探讨了三个他认为是最为重要的与健康相关的哲学问题:①为什么健康具有道德重要性;②我们如何判断哪些健康不平等是不公正的;③当我们不能满足所有的健康需求时我们应该怎么做。这三个问题很明显都是规范性问题(normative question)。尽管很多学者认为在第一个问题上花费笔墨显得冗余,但《正义的健康》原作也许会告诉读者为什么这一论证是必要的。值得注意的是,丹尼尔斯不仅在罗尔斯的正义论中找到了哲学资源来解释健康不平等,他在罗尔斯的反对者那里也找到了资源,即实际上持有不同的正义观或正义理论并不影响对于健康不平等问题重要性

的正当化说明。第二个和第三个问题实则不具有固定的答案,丹尼尔斯也承认我们在考虑是否要给予处于最不利地位人群以优先权时,对究竟给多少这个问题给出的答案是五花八门的。有些人认为我们应该给予完全的优先权,也有人基于比方说成本-效果分析而认为我们不需要给予任何优先权,大部分人可能采取居中的观点。丹尼尔斯说,如果原则性的指引是不可获得的,那么至少我们可以诉诸程序正义,即诉诸"为合理性负责",这就进一步要求公共性(publicity)、可修正性(revisability)等。

第二个问题是"我们如何判断哪些健康不平等是不公正的?"当然首先我们预设读者都知晓在"平等"(equality)和"公正"(justice)之间的基本区分。简单而言就是,平等是获得等量的资源,而公正的结果则有可能是每个人获得的资源并不等量,但却是按照某种公正的原则获得的,或至少结果被人们接受为是公正的。用一句话来回答这个问题,丹尼尔斯认为,根据罗尔斯的正义论原则,当健康的不平等是那些影响或决定健康的社会因子的分配不公造成的时,我们可以认为这是不公正的。这意味着有很多不平等不能被算作不公平,比方说天生的智商禀赋差别、偶然的机遇导致的健康结果不同。另外一个很有意义的启发式问题则是,究竟当我们关心不公正问题时,我们在关注些什么? 在其撰写的斯坦福哲学百科词条的修订版里,丹尼尔斯举了个例子。比方说,你我的办公室距离茶水间不是一样的远近,那么在何种情境下你会觉得当你的办公室离茶水间更远时,这种办公室分配制度是不公平的呢? 正常情况下,没有人会因为对于这种资源获取的难易度区别而认为这里存在不公,但是倘若你腿脚不便而又将咖啡作为每日必需,那么有可能你认为将你放在最远的位子上是不公平的。在这个情境中,所谓公平是给"处于最不利地位的人群"(the least advantaged people),即给你一些额外的方便。正如我们看到,把你的办公室换到比较靠近茶水间的位置并不会在多大程度上损伤其他教师的利益。这种情景,类似地也出现在"社会经济地位或健康梯度"(SES/health gradient)上,在相应的曲线图上,当社会经济地位取值靠近高收入高社会地位人群时,曲线本身的陡峭度变平缓了,反过来在社会经济地位比较低的人群那里,曲线比较陡。这意味着如果从高社会经济地位人群那里适当挪一些资源过来,对于最不利人群而言,这一部分对于他们的意义很大,但对于处于高社会经济地位的人损害不大。

由此引发对于第三个问题的思考,即究竟需要如何制定优先权规则? 或者换个问法:究竟给予最不利人群多少程度的补偿或帮助才算是公正的? 这不是一个传统的道德哲学问题,但却是一个必须给出现实答案的应用伦理学(实践伦理学)问题。"健康不仅由对于医疗防护和治疗的获得产生,并且也在一种可测量的程度上,由一辈子累积的社会条件所产生。"(Daniels,2008)这使得单一的对于卫生保健(health care)的强调不足以解释问题,丹尼尔斯在过去20年间与公共卫生专家以及经济学家等合作的过程中意识到了这一点。有更多研究显示在所有这些因素(教育水平、政治和社会参与程度、收入等)中,社会地位可能是影响最大的,但也有学者从关于很多退休人员的对比研究中,得出结论说收入的影响可能更为关键。

除去经济收入水平、教育水平和社会地位之外,国家与国家之间的对比还需要考虑文化因素,这一因素对于人的生活和行为方式以及由人际交往模式影响的精神状态和幸福感有着至关重要的影响。很遗憾的是,在医学尤其是现代生物医学模式下,这些因素难以被量化,也因此很难进入研究者的考虑框架中去。这也是为什么医学人类学、医学社会学对于医疗政策分析而言具有非常重要作用的原因,尤其是在全线量化的主流研究背景下。当然这不是说,人类学与社会学的研究不能被量化,事实上混合研究方法(mixed method)是目前几乎所有社会科学的研究范式。诺贝尔奖得主、经济学家迪顿(Deaton)认为倘若将这几个因素混合考虑的话,有可能会过于简单而忽视了这几个因素各自发挥的作用实际上不大相同这一事实。收入水平不是绝对的影响因素,在不少发展中国家,健康水平保持的程度不亚于美国这样的发达国家。值得注意的是,这一点在当今美国与中国的健康指数对比时也显现出来。中国在卫生保健上的进展令世界刮目相看。单纯从经济投入的角度来看,似乎美国在医疗上投入的资金远远超过中国(人均),但美国的健康结果却提升效果不显著。在已经实现全民医保的国家,也存在着相当程度的健康不平等,甚至其整个医疗体系的运作效率和效果遭人诟病。

（二）公平的基准

丹尼尔斯的“公平的基准”因此也不必被看作具有固定内涵的中间项,它应当具有可修正、可讨论的充分余地。因此当他提供了一套衡量标准作为研究在某个具体社会的医疗公正的工具时,这一套工具本身只具有参考价值,并不是唯一的衡量标准,这意味着具有不同道德观、政治观念的人可以基于公共理性的公共正当化(public justification)程序去质疑和修正这一套工具。但笔者认为考察和检验丹尼尔斯的这一套工具本身具有比较实际的指导意义,这套“基准”具体如下。

公平的基准

（1）B1 intersectoral public health（跨部门的公共卫生）。

（2）B2 financial barriers to equitable access（阻碍公平获得资源的财务屏障）。

（3）B3 nonfinancial barriers to access（阻碍公平获得资源的非财务屏障）。

（4）B4 comprehensiveness of benefits and tiering（福利与分层布置的综合性）。

（5）B5 equitable financing（公平的财务机制）。

（6）B6 efficacy, efficiency, and quality improvement（效果、效率与质量的提升）。

（7）B7 administrative efficiency（管理效率）。

（8）B8 democratic accountability and empowerment（民主负责任性和权力赋予）。

（9）B9 patient and provider autonomy（患者自主权和医疗服务提供方自主权）。

公平的基准是将有关健康与正义的核心观点转换成为能够改进健康政策的循证方法，当然丹尼尔斯还认为这样的尝试除此之外还具有检验理论本身的用途。这一尝试方法本身并不是丹尼尔斯本人的发明，事实上经验主义伦理学就倡导使用循证方法来推进伦理学论证，只不过因为哲学传统上事实与价值二分的经典观点，这一方法的推广似乎并不是很受到哲学家的欢迎。这些衡量标准包括"公正、负责任性和效率"，除了最后一个"效率"较容易量化之外，其他两个都不是简单的命题。在丹尼尔斯看来，这些概念本身都必须置于具体的社会、文化环境中才能做出相应的评估。

三、启示：中国语境中的医疗公正研究进路

（一）中国语境的特殊性

首先我们需要看到在中国语境下，很多现存的医疗不公正问题并不以医疗资源的获得与否为呈现形式。中国作为世界上经济发展最快的发展中国家，面临的问题复杂且多元。与美国不同的是，中国承诺全民医保，并基于自身的政治理念将社会公正作为最为重要的核心价值观之一。需要注意的是，全面可及（universal access）和公平可及（equitable access）还不是一回事，人人都有医保不代表人人享有公平的医保。丹尼尔斯曾经讨论过，究竟全面可及（universal health access）是否能保证正义的健康，他的结论大体上是否定的，即实际上社会公正（social justice）并不必然要求全面可及，但是他也承认，如果全民医保不能解决这一问题，那么可能我们也没有更好的其他办法，提供全民医保可能是我们能做的选项里面比较合理的且有帮助的。与美国医疗系统急需面对的种族间医疗资源分配与健康结果不公正的现状相比，大量涉及 health disparity 或 health inequity 关键词的文献都集中在讨论种族间（racial）的医疗资源或医疗结果上的不平等或不公正。中国更需要面对的是城乡差异和不同职业人群之间的医疗不公正问题。城乡差异不仅仅表现在医疗资源的获得性上，更表现为文化和教育水平、住房、基础设施等各个方面。所有的这些方面，都直接决定了一个人的所谓"正常功能"（normal functioning），这在丹尼尔斯看来是医疗公正或健康正义之道德重要性的基本根据。倘若在这样广义的范围上来看待问题，就使得医疗公正问题再次上升到一般层面的社会公

正问题。尽管罗尔斯和其他版本社会公正理论的提出者都没有特别去关注医疗或健康公正问题，但丹尼尔斯将这一维度凸显出来的确是——至少在我看来——对于社会公正理论与现实联结的一个最合宜的切入点。并且，丹尼尔斯希望在生命伦理学的考察里加入人群（population）这一维度是非常明智的。一旦缺少对于人群层面的理解，生命伦理学作为一个学科本身也会失去一个至关重要的维度。这一点在他2007年的书里强调得没有其在1985年的书中那么明显，在后者那里他开篇就已经点出了宏观生命伦理学（macro-level bioethics）的重要意义。

　　在我国的语境下，人口数量和资源的相对匮乏也使得问题更加复杂。进而，与美国相比，我们的生命伦理学研究还必须考虑家庭文化环境的不同。举例来说，所谓生命伦理学四原则说照搬到中国土壤上很可能会水土不服。不可否认的是，英语世界也承认原则主义的困境，但更多是技术层面的澄清和辩驳。但我们的决策更多不是以个人做出的，而是以家庭，甚至在更多的时候家庭的优先性高过个人；这并不必然意味着家庭的僭越或个人自由的绝对缺失，有时家庭决策是隐含的个人选择。在中国的文化语境中，脱离家庭来谈论自由（liberty）会面临道德层面的质疑，并且这种质疑并不完全是不合理的。这意味着我们要对像"自主"和"知情同意"在中国语境中的应用做一个全面的衡量和界定，也就意味着这不仅仅是一场纯粹关于概念的探讨。临床伦理学的问题必须置于临床的语境中考虑。伦理学理论的困境常常正是源于思想实验式的探讨。我们既需要思想实验来激发思考，也不能停留于思想实验。以知情同意这一较为成熟的临床伦理研究内容为例，伦理研究的关键并不在于患者或家属该不该签字，而在于弄清楚什么才是"知情同意"，了解医疗信息到何种程度可以算作"知情"，在明确何种权利和义务的情况下才有所谓真正意义上的"同意"。由此作为伦理学家必须要能进入临床语境，而不是抽象出所有具体的内容来就伦理原则做出排序。需要一再强调，应用伦理学问题具有非常不同的研究轨迹，它甚至要求我们使用各种能用得上的信息内容、学科进路和研究方法。

　　（二）哲学提供合理化证明的核心地位

　　正如丹尼尔斯反复强调的，考虑医疗公正这一问题的初衷在于，我们的医疗资源是有限的，因此当我们无法满足所有医疗需求时，必须做出决定，来判断究竟有哪些医疗服务，在一种道德的意义上，是必须给予人们的。或者用他的原话说，究竟有哪些在道德意义上是我们亏欠人们的。然而不同的社会正义观念所蕴含我们亏欠彼此的内容物，取决于各自的文化和社会土壤。重要的是，医疗公正这一概念框架对于促进我们的健康以至于推进人类发展与福祉而言尤为重要。而只有生命伦理学家能够站在道德哲学的角度去考察与衡量我们在做优先性设定（priority setting）时，在我们分析与评估公正（equity）时，真正做到给出"为合理性负责"的说明。只有哲学能够把握问题的核心，简言之，这一问题是，我们如何行动才是合理的？在罗尔斯那里，理性（rationality）和合理性（reasonableness）不是一个概念，理性指的是人能够理性地规划自己的生活并基于环境、自身条件等因素来实施这个计划,而合理性是与"正当"(或"对")有关的一个概念,它指的是个人的道德义务或是指制度或社会的公平公正等。因此在定义所谓"为合理性负责"时,其内涵要求比较丰富,且涵盖了道德义务的部分而不仅限于"理性规划"这一理性。

这一作用,并不是通过将罗尔斯式的社会正义概念做教条式的延展所获得的。事实上似乎也不可能基于罗尔斯的正义论延展出任何具体的纲要来,正义原则应该是作为检验与纠偏的,而不是从正面的立论出发。笔者之所以这样认为,是因为罗尔斯的所谓原初状态作为思想实验,其意图在于提示一个罗尔斯认为最为正确的理论出发点。为了达到这个出发点,罗尔斯认为我们必须摒弃那些类似在康德那里叫作"质料性"的东西。只有抛弃了个人倾向、爱好和特质(比方说在社会中占有的资源、地位等)才有可能达到一个最为公平的起始点,在每一代理方不知晓自身条件的情况下,最为保险(即基于rationality 要求)的选择便是一个自由平等的选项,即罗尔斯第一原则所提出的内容。而这个原初位置也只具有帮助大家思考为何罗尔斯第一原则的提出是可被理解的这一作用。除此以外,原初位置本身不具有历史意义,它也不同于洛克和卢梭的预设,因为洛克和卢梭的确是从他们各自的预设出发的,而罗尔斯不是,他只是用原初状态来证明第一原则。

需要做的是,秉承这一源自自由与平等之根本理念的信仰,源自对于两个基本的正义原则作为宪法式必要组分的深刻理解。我们也不可能寄希望于让所有人都同意罗尔斯式的正义观念甚至原则,对于什么构成了最终的公平结果(fair outcome),我们可能并不能很容易(甚至根本不能)达成一致。也许我们可以寄希望于拥有一个不纯粹的程序正义(impure procedural justice),即我们可以在保留一些原则的同时诉诸程序正义,但也有可能我们只能完全诉诸纯粹的程序正义(pure procedural justice)即过程本身,而对于结果无法做出预测。那些认为丹尼尔斯花费不必要口舌去证明健康的道德重要性的人,似乎还是忽略了一个问题,即实际上丹尼尔斯的贡献不仅仅在于展示了如何将平等的观念转化为可被测量和评估的基准,更为重要的是,他揭示了只有哲学才能提供对于任何一个标准(以及作为其蕴含的基准)的合理化证明,即只有作为公共理性来源的哲学思辨才能赋予我们的选择、我们的权衡甚至我们的牺牲以意义,而这正是哲学的恒久魅力所在。

(三)使用广义健康概念带来的问题

丹尼尔斯反复强调证明健康道德重要性的核心论证在于:健康是正常功能的决定因素,而正常功能决定了一个人的机会范围。如果正义社会的所有努力在于如何保证大家享有自由与平等机会,那么一旦健康这个条件缺失,所谓自由与平等的机会是无意义的。到此为止逻辑还比较清楚,但麻烦在于,由于健康自身的决定因素是健康的社会决定因子里定义的那些,这使得健康本身变成了一个广义的社会正义问题,但是注意健康的社会决定因子里的这些因素(经济稳定性、邻里与物理资源、教育、食物、社区与社会支持以及卫生保健系统)并不在罗尔斯正义论的讨论范围中,在第二原则(差异原则)里,罗尔斯也只谈到了公职与相关机会的开放,并没有将机会的公平平等延展到社会生活的所有方面。我们面临的问题是,究竟是认为罗尔斯的框架优先还是承认健康的社会决定因子的优先。注意在我们在问这个问题时,这已经不是一个有关正义论的一般性问题了,我们现在关心的问题是"健康正义"。也许有人会回答,看,这就是我认为为什么"健康正义"是个伪概念,我们最多能谈论与健康或卫生保健相关的社会正义(social justice as it regards to health or health care),但如果谈论正义的健康就如同这是一个与社会正义一般级别的概念一样,这是不可以的。尝试性解释可能是这样:首先,我们可能真的没有一个能在范畴级别上能与社会正义一致的健康正义(health justice)的概念,在丹尼尔斯的著作中也没有见到对于健康正义的讨论,相反地,书的主标题叫 *Just Health*(早前的版本是 *Just Health Care*)。其次,我们其实可以从尝试理解丹尼尔斯的角度去看这个问题,即考虑为何健康具有道德重要性这一点必须被凸显出来。这一点被凸显不是因为罗尔斯正义论需要被修正或补充,而是因为丹尼尔斯看到了另外一个不同层面的问题,即在承认罗尔斯正义原则的前提下(注意这一点也不受特定的哲学观点的影响,因此,比方说,丹尼尔斯也承认我们也可以使用"能力进路"来解释这个问题,所以努斯鲍姆和森的进路并不构成威胁且丹尼尔斯也可以接受),健康这个问题的重要性还是必须要被提出,这一维度的凸显不意味着颠覆一种既定的正义理论或正义观,也不意味着简单延展已有的正义观。事实上我们也无法延展罗尔斯的正义论,至少不是在一种"理论应用于实践"的演绎的意义上延展。

(四) 结语: 学会与不确定性共处

的确,罗尔斯正义论有助于我们看清我们生活的社会制度应当如何构建,但它本身不能提供一种操作性的指导。操作性指导只能来源于跨学科的合作和研究,尤其是经验证据的引入。在这种意义上,比彻姆(Beauchamp,2004)说"生命伦理学当中最为哲学的部分将会退回到哲学系,但生命伦理学本身会继续其本来的朝向,向着更为交叉学科的、实践的领域"是很中肯的。研究社会正义这样的课题固然是哲学家的特长,但是健康正义、医疗公正这样的不是,它必须由哲学家基于多学科已有的理论和经验研究来构思问题,关键的问题在于: 如何能够将我们基于哲学思考的、关于正义的理念转换成为能够改进健康政策的循证进路? 需要从上下两头一起努力,从自上而下的理论到现实经验世界,也从生命医学伦理面临的现实上溯到理论本身,既指导现实也纠偏理论。应用伦理学家既需要像艺术家一样具有原创性,也需要像法官一样具有判断力。没有一个生命伦理问题是可复制的,哲学家必须能够发展出一套针对特定问题的、与实践相协调的论证;哲学家也必须做出实际的判断,停留于伦理困境的思想实验是不充分的,必须当下给出推荐方案,并做好准备这一方案有可能在现实中失败、需要修正或被否定。与不确定性共处(live with uncertainty)是应用伦理学家不得不接受的信条。

第二节 基因编辑：从"未来世代"相关论证审视可遗传基因编辑*

综观反对人类基因组编辑尤其是可遗传基因编辑的论证，早在第一届人类基因编辑峰会上，哈瑞斯（Harris，2015）就给出了一个较为清晰的指引，他认为围绕这一主题反对可遗传基因编辑的观点可以总结为如下三个方面：①基因编辑是错的是因为它影响了未来世代，而人类种系是神圣不可侵犯的。②基因编辑构成了对于未来世代的不可接受的风险。③不能获得未来世代的同意意味着我们不应该使用基因编辑。以下将分别由这三个论点出发，梳理与之相关的论证，并应用于分析贺建奎基因编辑事件。

一、围绕可遗传基因编辑相关问题的伦理学思考

（一）对哈瑞斯三个问题的尝试回答与相关论证

1. 第一个问题：基因编辑是否侵犯了人类种系的神圣性　持有实用主义观点的人会更倾向于认为，现代医学的目的是去除病痛，而不是去揣测究竟哪些特性是上帝赋予我们的神圣性所在。但持有宗教立场的人恐怕很难同意这一点，对于他们而言跟随上帝的旨意是必需的。但即便需要追寻神圣性的要求，也应该弄清楚"神圣性"的来源何在。对于这一问题的回答在很大程度上取决于我们如何理解"神圣性"概念的内涵。"神圣性"到底意味着什么？我们至少需要清楚"神圣性"的定义才能知晓它的要求，但这一点是含混的。很多对于生命伦理学的批评源自指责其使用太多含义不清且似乎放之四海而皆准的概念。生命伦理学研究者相当一部分出自哲学背景，从哲学概念和理论出发的方法论用于研究传统的形而上学或认识论问题较为合适，但如果单纯停留在或者只是过于纠结一般性概念则会丢失生命伦理学解决实践问题的初衷。如果认为神圣性的要求是以神的全知全能全善作为依据，或者基于对于神的模仿要求我们不断接近完美的观点，在这种理解的指引下，基因编辑技术的使用如果能让我们更为接近完美，那岂不是一种对于神圣性的靠近而非背离？其次，所谓"影响未来世代"能否是反对基因编辑的充分条件？换句话说，可遗传的基因编辑具有改变后代的影响这一点能不能成为反对它的理由？哈瑞斯指出联合国教科文组织和《奥维耶多公约》（*Oviedo Convention*）关于"不能影响或改变后代"的观点是荒谬的，事实上不仅仅辅助生殖改变后代，甚至连不借助任何人工技术手段的自然生殖也改变后代。因此，如果我们不以改变后代的理由反对自然的生殖过程（当然几乎没有人会这样做），似乎同样也不能基于此种理由来反对可遗传的基因

* 本节内容引自：尹洁，从未来世代相关论证审视可遗传基因编辑[C]//雷瑞鹏，翟晓梅，朱伟，邱仁宗，主编. 人类基因组编辑：科学、伦理学与治理. 北京：中国协和医科大学出版社，2019.

编辑。

2. 第二个问题：基因编辑是否造成对未来世代的不可接受的危险　哈瑞斯认为，为了考察或评估危险系数，我们可以选用一个现成的作为类比，比方说辅助生殖，这意味着只要种系基因编辑不比辅助生殖的已知选项更为危险就是可允许的。但伊万斯（Evans，2015）在结论上与哈瑞斯恰恰相反，他反对目前阶段的基因编辑，认为实际上种系基因编辑没有必要使用在所有的情境中，为了减少所谓的不公正（injustice），在很多情境中只需要更为广泛地推广基因检测或移植前基因诊断（pre-implantation genetic diagnosis，PGD）即可，并不需要大费周章地去做基因编辑。因此如果必须使用基因编辑技术的疾病并不多见，那么因其难以预测的危险和弊端而决定推迟研发似乎也不是不明智。这种谨慎的态度也并不少见，诸如甘绍平（2019）等学者从责任伦理和代际正义角度论证继而持有的看法也表明应在不能确定危险程度的情况下暂缓技术应用，其理由是，倘若我们能估算风险，就有可能设计防范风险的办法，但是当前在我们连基因编辑的危险性都无法确定的情况下，此刻甚至连风险的计算都是不可能的，这时采取谨慎的态度更为必要。

3. 第三个问题：不能获得未来世代的同意是否意味着不能进行基因编辑　在这里我先尝试给出一个纯粹基于纯粹学理的回答。在哲学上，与我们是否侵犯未来世代论证相关的一个经典问题叫作非同一性问题（non-identity problem，翻译成"非身份认同问题"似乎更为符合这里的语境）。所谓 non-identity 指的是没有身份认同，这一论证的核心在于它指出，当我们在谈论未来世代时，我们所谈论的人并不是具有身份认同的人（当然实际上在谈论"未来世代"时，指的似乎是作为群体的 generation，而不是单个的个体），因此所谓对于未来世代权利的侵犯或伤害这一点也就无从谈起。同样的逻辑不仅仅用于讨论我们这里的基因编辑问题，也适用于诸如胚胎干细胞研究等广义上与生殖（procreation）相关的伦理问题。这个论证的关键在于，侵犯他人成立与否与被侵犯人的身份认同究竟有没有必然的关联，换句话说，对于他人的侵犯是否需要被侵犯人的身份认同确定作为其必要条件。在传统的契约论（contractarianism）即霍布斯式的契约论中，订立契约的各方之所以选择遵守契约是基于自利的动机，但斯坎伦式的契约论则基于对于一些特定价值的普遍认同，在这种契约论框架下，伤害违背了订立契约时的初衷，也因此对于他人的伤害并不需要被伤害者的实际在场，即在一段关系中我们因为伤害而亏欠他人是因为契约关系被破坏，而不是因为那个人，这在某种程度上将经典的非同一性问题打发掉了。当然这一论证需要预设斯坎伦式的契约论立场。并且这一论证，无论是采取斯坎伦立场反驳非同一性论证还是反过来，都是一种立足点在形而上学的论证。对于哲学家而言，这一论证可能更具有智性上的吸引力，但考察实际的决策问题却很难直接由这样的理论演绎出方案来。

（二）哈瑞斯激进主张的再评估

相较而言，哈瑞斯给出的论证并不以形而上学的语言呈现，他认为实际上根本没有与同意相关的未来人类。并且既然我们无论如何都一直在为未来世代做各种决定，不征求同意就是不可避免的。进而，哈瑞斯认为没有获得未来世代同意不仅不应该成为不进行基因编辑的理由，反倒更应该成为行动的积极理由，因此真正的道德律令毋宁是去做出正确的选择，而不是不选择；基因编辑之所以遭到一些人的反对则是基于一个未经确证的假设，即未来世代不愿意那样出生，但哈瑞斯认为这个猜测是没有理由的。他认为如果真的有所谓义务，那我们的义务毋宁说是创造尽可能完美的孩子。就像科学一直致力于让我们远离脆弱的地球一样，哈瑞斯认为我们原有的本性也像地球一样极其脆弱，所以我们应该远离原有的本性。在这种理念下，当今人类的真正使命是在科学的发展下找到安全的选项，这意味着我们不能停止脚步。

哈瑞斯很明显持有一种较为激进的主张。他认为阻止基因编辑技术所给出的关于侵犯未来世代的论证本身基于一种类似心理学上称作"投射"的做法，即我们把自己所认同的观点投射到未来世代那里并声称他们偏好一种不愿意被如此改变的想法，但这个论证是有问题的，即便未来世代并不偏好某个特定的被改变的性状或属性，这并不代表他们完全不介意被改变这件事本身。也许有人会认为这个问题大可用换位思考的方式来解决，比方说，如果我是那个未来世代的孩子，我被问及是否介意被基因编辑得皮肤更白，我的回答多半是不介意，因为皮肤白这一性状至少在我生活的这个社会（尤其是东亚社会）和时代是被看好的，虽然这并不能保证未来的东亚社会这一标准仍流行。这个例子进一步引出了另外一个更为一般性的问题，即：如果按照社会既定喜好的标准来判断基因编辑的合理性，这一标准的正当性理由又何在？为什么将社会既定喜好作为标准就是合理的呢？换句话说，既然皮肤白并不是什么恒久不变的金标准，那么诉诸这个例子来辩护基因编辑的合理性似乎没有什么力度。问题就在于标准本身是语境依赖的，皮肤白、个子高这些生物学性状不见得在所有社会都是被偏好的，在西方国家太过于白皙被认为是孱弱的表现，皮肤晒成古铜色反倒是社会大多数人所认可的。但如果说肤白、个高是语境依赖的性状，仍有一些不具有争议性的，比方说高智商和更为健康的体魄，在任何社会高智商和更为健康的体魄都是人们所欲求的和看重的。再以我自己为例，倘若在我出生之前接受过基因编辑，现在的我得知本来我其实没有这样的智商，我由此推断因而也许当年我不会考上我实际就读过的大学，进而再推断我现在拥有的一切在很大程度上都基于在未出生之前的我的胚胎（或者作为胚胎的我）身上所做的基因编辑或者在我的父母甚至祖父母身上所实施的可遗传的基因编辑，一个合理的反应究竟是我应该庆幸有这样的技术还是应该恼怒于我的命运被这样肆意地改变了呢？当然这一点并不能由我个人的经验推知而得到结论，毕竟这是一个假设性的情景，而我在某种程度上并不具有立场可以就假设性情境做出判断，即：有可能仅仅在我现在假设的意义上我才会认为可遗传的基因编辑——只要把我改造得更聪明更健康——没有什么不可接受的，而在实际中倘若我真的遭遇便是另外一回事了。这一点类似于托马斯·内格尔（Thomas Nagel）的那个问题：What is it like to be a bat? 原来的问题试图展现的是，如果你不是一只蝙蝠,你可能并不知晓作为一只蝙蝠的主观体验是怎样的。借用这一类比,同样地,对于我是否能够在真正的事后回答是否介意被基因编辑这件事,我其实并不能确定,因为我无法具有那样的主观体验(qualia)。

对于哈瑞斯来说,既然我们无论如何都被裹挟着前进,那么与其因为惧怕风险而停滞不前倒不如正面遭遇,但这恐怕不能算是个论证,至多只是个立场,那些要求计算风险的人在这一点上有着合理的诉求,因为任何风险不管在集合的(collective)的意义上概率上有多小,对于个体而言的效果是全或无,即要么被击中要么免于灾祸。而关于远离脆弱的人类本性的想法,与哈贝马斯(Habermas,2003)关于人性及基因编辑的看法恰好相反。哈贝马斯认为人性具有所谓不可抛弃性(indisposability),因此我们不能将人性看作某种可优化的东西。换句话说,他认为父母作为"编程者"(the programmer)通过基因改造"被编程化"(the programmed)的一方,等于将什么是好的生活的观点强加给了后者,但这是一种不对等的关系。由于胚胎和人并不具有平等沟通的能力,这种单向度的选择违背了对生命的尊重,限制了另一个生命自我实现的能力,是把人视作工具(means)而非一个主体或目的(ends)本身的体现。当然这一论证似乎仍是陷入了非同一性问题的窠臼,因为如果被改造的一方并没有身份认同,似乎很难说在这种情况下将那个(还不算是人的)人看作工具而非目的,毕竟作为目的的人需要是一个(人格)人。进而,如果胚胎还不算是一个(人格)人,也就谈不上所谓尊重。问题在于所谓人的本性(human nature)究竟具有怎样的特性使得它不能或不应该被改变。哈瑞斯很明显认为既然我们的本性脆弱,就应该朝着更为强大的方向去,他之所以理所当然地认为这一点没有什么好质疑的,是因为他没有预设哈贝马斯那样的形而上学立场,而只是采取了更近似实用主义的立场。我们究竟在一种道德的意义上能否被允许来改变人性,是这个争论的核心问题。哈贝马斯认为基于其物种伦理的要求,这一改变不被允许,而哈瑞斯认为真正的道德义务恰恰是改变人性借以增强功能。在哲学史上关于人性的探讨大多说法不一,事实上我们关于人的本性到底是什么都定义不清,因此尽管哈贝马斯的物种伦理赋予人类以崇高的道德地位,仍然很难理解究竟我们应当维护一个怎样的人性,以及为什么一定要如此坚持。

(三) 基于代际正义理由支持基因编辑的论证

对基因编辑持支持态度的除了哈瑞斯还有金格尔等人(Gyngell,et al,2018)。金格尔等人也探讨了从代际正义角度看基因编辑技术应用的问题,他们写道:那些认为基因编辑会因为改变基因组而影响未来世代的想法过于绝对,这些不好的应用不见得是发展可遗传基因编辑的必然结果,并且这些结果也可能被避免或至少我们可以尝试削减其效果。事实上正是基于代际正义的要求才更应发展可遗传的基因编辑,这是因为当代医学恰恰使得一些基因变异不能通过进化机制而被淘汰,而利用可遗传的基因编辑可以把那些致病的基因变异去除掉,使得后代免于受这些疾病影响;虽然并不是所有疾病都完全源自生物学变异,也有一些由后天的原因造成,但究竟是选择干预后天因素还是先天生物学因素,则需要看具体语境;从积极的方面看,至少可遗传的基因编辑给了我们选择的机会。

金格尔等人的观点同样隐含了一个前提,就是我们应该做那些有益于后代的技术应用,对于这一点的理解并没有因为贺建奎事件的出现而改变,他有一篇文章刊发于贺建奎事件之后,也同样提及由于贺建奎此次尝试的实验性质和缺少对于婴儿福祉的充分考虑,文章作者之一也予以了谴责。此文较新颖的一点是提出了进化上的一个理由来支持其论证,但无论这一理由自身的科学性如何,这里隐含的论证预设仍是:如果基因编辑技术具有增强后代生物机能的可能,那么我们就应该在合理防范的基础上欢迎这一技术的应用。事实上,这样的预设被绝大多数科学家所赞同,而伦理学家则在这一点上则似乎经常站在了相反的立场上,在不少科学家的印象中所谓伦理学的反思和质疑拖慢了科学技术的进步。

(四)反对抽象道德哲学立场的论证

类似的然而却更为极端的观点由心理学家斯蒂芬·平克(Pinker,2015)提出,他认为生命伦理学家需要意识到延缓技术发展的代价巨大,晚一年将有效的治疗投入使用可能会造成数以百万计的人的生命损失或残疾,因此去呼吁延迟技术的研发和应用等于造成了巨大的生命财产损失。进而他论辩道,生命伦理学家一直呼吁大家基于对未来风险的预测来制定当前的政策从而防范可能出现的不可控的危机,但所谓关于技术多年后情景的预测实际上并没有意义,因为实在太久远了,由于技术发展的不确定性,我们并不知道今后技术的发展会到哪一步,比如,我们关于 21 世纪的各种预见并未能成真,从彼时克隆多利羊到现在也没能造出完美后代,我们的交通仍拥堵,并没有实现我们在科幻电影中看到的那种天空中满是高速交通工具且有条不紊的状况。在平克看来生物技术发展的不确定性更甚,也因此任何基于所谓未来预测的政策都是弊端大于好处。平克提出了一个极具争议性的口号:生命伦理学应该做的事情是别挡路。他认为"真正伦理的生命伦理学"耗费太多时间精力在探讨那些一般性的概念诸如"尊严""神圣"或"社会正义"上,这些所谓的生命伦理学论证似乎始终停留在复杂的形而上学层面,使用的原则也似乎总是放诸四海而皆准,并常常采取一种质问或威胁要起诉技术应用的口吻。即便确实存在未来的风险,平克论辩道,由于生物医学研究是渐进性的,当可预见的危险出现时也能够被及时处理;人的机体非常复杂,被繁复的回路管控,因此对于机体的任何干预,人体自身都会以其系统的其他部分改变来补偿;生物医学研究比起一辆脱轨列车而言更像西西弗斯,它最不需要的就是生命伦理学家总是来帮忙把石头给从山上推下去。平克一直是传统道德哲学尤其是形而上学立场的反对者,对于他而言道德哲学的研究似乎经常偏离方向,有很多问题需要道德心理学的说明或验证,哲学不应该停留在抽象概念的讨论上。

二、哲学究竟如何贡献于当代生命伦理学

这引出了另外一个问题,哲学究竟如何贡献于当代生命伦理学?综观以上的讨论,大多数聚焦于从代际义务角度来审视基因编辑技术应用的讨论并不直接去研究作为哲学概念或理论的代际正义。换句话说,这些关于在使用基因编辑技术时是否考虑到我们对于未来世代义务的论辩,事实上都承认了这样一点,即我们关于子代和后代确实负有代际义务。因此争论的关键并不在于究竟我们是否应当有关于后代的代际义务,而在于在已经考虑这一义务的背景下,我们应当如何规划行动的脚步。关于基因编辑技术的应用,从实践的意义上而非哲学论辩的角度来看,最应该关心的问题不是关于代际正义的理论证成,即我们能否提供理由来论证代际正义究竟是如何可能的。无论是诉诸我们作为人类对于后代关心的自然情感,还是罗尔斯基于其正义论理论框架设定的代际正义理论,都是一种证明代际义务合理性的说明,而不是讨论我们究竟负有怎样的代际义务。这提醒我们注意,代际正义与代际义务有所不同,前者作为抽象的哲学概念或理论,意图厘清在什么意义上正义诸理论拥有一种在不同世代间适用的可能,而后者则更多用于探寻具体而言我们对后代负有什么样的义务。综观哲学文献,探讨代际正义的多数不关心具体层面的代际义务问题,因此当我们在生命伦理学中去找寻如何界定我们之于未来世代的义务时需要在具体语境中讨论代际义务的内涵和外延。在这个问题上代际正义的哲学论证往往是不相关的。无论是罗尔斯基于契约论的代际正义理论还是约纳斯基于责任之形而上学框架的伦理主张,都不能告诉我们在使用基因编辑技术上究竟向后代负有什么样的责任,这一责任的具体要求是什么。

正因如此,我认为在这个问题上的生命伦理学探讨至今为止似乎方向有所走偏。如果说一开始的争论是在是否应该使用基因编辑技术还是弃用这个问题上面,那么现在的问题已经发生了变化,尤其在当代中国社会中这个问题的面向与西方也有所不同。首先,中国不是一个宗教社会主导的国家,这一涉及基因编辑的论辩中关于神圣性的论点和相应的论证在这个语境中引发共鸣的可能性比较小,虽然代际正义的论证仍然适用,诉诸人类对于后代的自然情感或罗尔斯式抽象的无知之幕背后的契约都具有理论上的适用性。但当今的争论重点并不在我们是否应该使用基因编辑技术上,而是我们应该怎样使用从而防范和减少对于未来世代的潜在威胁和危害。综观目前比较有限的关于基因编辑的生命伦理学讨论,主要的对立观点仍是围绕是否应当使用基因编辑技术。这并不是否认讨论这一话题是否具有重要的意义,事实上笔者认为在这个问题上持有支持或反对观点都表达了人类在先进技术应用上的基本立场,关于这两方面观点之理由的论述也各自具有哲学思辨性,但关键的问题却已经不在这里。纠结于这个问题,从某种意义上而言,很可能带有西方文化的偏见,亦即西方话语(discourse)占据了我们的思维空间,导致我们在如何构思这一问题上产生了偏差。

　　换句话说,时代对于生命伦理学提出的新要求,决定了单从传统做哲学的进路探讨无法切中实际的问题或者至少不足以解决问题。约纳斯的责任伦理和罗尔斯式代际公正的哲学讨论最初都在生态伦理领域应用,主要用于讨论自然资源在不同世代之间的分配问题。尽管责任伦理框架因其重构了人与自然、技术的关系,将伦理学诉求置于形而上学基底上,而不需要拘泥于契约的条件,克服了罗尔斯式契约论无法满足的"相互性"(mutuality)条件,因此似乎更适合用于理解在使用基因编辑技术(以及其他生物医学技术)时我们对于后代的义务问题,但正如以上所指出的,分歧的根本不在于责任或代际正义概念的证成与否(或是证成路径),事实上无论是支持或反对基因编辑技术应用的论点恰恰都隐含承认了代际义务的正当性和必要性。分歧的关键在于对于安全性、收益和风险的理解和预期不同,支持者认为收益足够抵消风险,反对者则认为风险一旦变成现实就难以控制。关于如何分析和评价这样的差异,我们并不需要通过研究究竟代际正义如何证成这个问题从而才能从伦理学的角度看基因编辑在当下和未来应该怎样规划。

三、对哈瑞斯三个问题的再审视与回答

　　1. 对第一个问题的再审视与回答　　由此我们再来思考,今天应当如何看待贺建奎事件,看看以哈瑞斯那三个关于未来世代的问题来构思论证,是否能给出令人满意的回答。我们是否能基于对于第一个神圣性问题的回答来判断这一事件的合理性呢? 正如我前面所言,在当下的文化语境下可以暂时搁置这个受到西方话语影响的问题,当然即便排除掉宗教观点,神圣性的观念也可以由单纯对于自然的敬重而来,但笔者个人的观点是基于这个理由去反对基因编辑,就中国目前的发展阶段和科技政策定位而言,也许不是一个非常有说服力的论证。

　　2. 对第二个问题的再审视与回答　　但关于第二个问题的回答应该是较为确定的,即在我们不能确定如何估算风险和降低风险的情况下贸然前行不如不做,因此我们可以在如此回答这第二个问题的基础上进而将其应用到贺建奎事件上。在这一点上,笔者认为哈瑞斯和平克等人关于不发展技术救 100 万人就相当于杀死 100 万人的论证并不能成立。人类生来就受困于疾病、瘟疫、战争,与疾病做斗争是人类自我保存的必修课,这一斗争是无法选择的,我们作为海德格尔意义上"被抛的存在"无法控制疾病的缠绕,一个人因疾病死去或者千万人因瘟疫而死去与杀人不是一种性质。如果基于安乐死实践中消极安乐死和积极安乐死的区分,那么可以更清楚地看到将不发展技术与杀人对等的不合理性,积极安乐死之所以与杀人被认为是近乎相等的是因为积极安乐死本身需要有医师去执行安乐死这一行为,而不是消极地任由患者死去(killing the patient vs. letting die)。为了免除风险等原因不去发展和应用技术最多只能类比消极安乐死,不能类比积极安乐死,并且,在我看来,在无法预测和防范风险的情况下不发展和应用技术不仅仅不是杀人,反倒是为了防止出现更大范围的和更深程度上对于人类的伤害。贺建奎辩称他

的行为正是出于对于后代的利益考虑,声称其在胚胎上所作的基因编辑能够一劳永逸地使得后代免于患上艾滋病,对于这一点的反驳被大多数科学家指出,既然存在其他对受试者而言更为安全和有效的选项,贺建奎作为科学家却罔顾这一事实而执意做基因编辑,这使得人们不得不质疑他的动机并非出自对于患者(当然基于这个案例中基因编辑的试验性质,很难称 Lulu 和 Nana 为患者)权益的考虑。在这一点上,贺建奎既未能为当下的患者考虑,也没有为作为未来世代的患者后代考虑。

3. 对第三个问题的再审视与回答　至于从第三个问题的角度如何分析贺建奎事件,笔者的看法是,当涉及这样具体的案例时,在前文中所谈到的各种类似于非同一性问题的纯哲学论证并不适用,在具体案例面前这样的形而上学论证显得较为无力(impotent),这是应用伦理学(或者更准确地说,实践伦理学)不同于纯思辨哲学的地方。Lulu 和 Nana,倘若她们如贺建奎所言的那样确实已出生,并不是"假设性的"(hypothetical)未来世代,在贺建奎决定实施基因编辑时,她们已经是胚胎了。因此需要问的问题是,当贺建奎在决定编辑胚胎时,他如何看待作为其被试对象(虽然他自己声称这是一个治疗不是试验)的胚胎,也因此分析这个问题的合理的伦理学路径是首先去思考胚胎的道德地位(moral status)。而 Lulu 和 Nana 的后代,才是作为"假设性的"未来世代出现的。如果认为胚胎具有一定的道德地位,但又不像你我一样具有"人格人"的地位,那么对于胚胎的基因编辑在何种程度上侵犯了其利益(interest)?由于胚胎并不具有知情同意的可能性,因此基于知情同意前提的评判也是不适用的。

问题三的关键在于,同意(consent)本身是不是基因编辑得以允许的必要条件?在医学伦理中,知情同意的确是一个基本的且必要的要求,但在某些情况下可以免除(Rebers,et al,2016)。《赫尔辛基宣言》的规定是(Vanpee,et al,2004),当试验主体不具有物理上的和精神上的能力做出知情同意,且造成其无法做出知情同意的条件本身是这一试验研究群体的特征时,知情同意在伦理委员会的审查和批准下可以免除。另外,在紧急的情况下,知情同意也可以免除,比如在严重的心脏病、休克、神志的突然改变等无法做出知情同意又急需医疗救助时。但这两大类情况都有一个共同的前提,就是被试验的人群或被紧急救助的人要能够从这一没有征求知情同意的试验行为或治疗行为中有所获益,且这一获益必须是被试验或被救助人群"急需的"(in greatest need)。在基因编辑胚胎的案例中,胚胎是否"急需"贺建奎的试验行为?对于这个问题的回答才是从哈瑞斯的第三个问题来看这一基因编辑事件合理性的依据。

四、结语

由此看来,哈瑞斯基于未来世代所考虑的三个问题,事实上都与代际公正的哲学论证不直接相关,其内核仍是当代生命医学伦理学的基本问题,诸如有利和不伤害原则的运用、知情同意的要求和应用条件等。由贺建奎基因编辑这一事件作为案例而做出的反思,也从某种程度上展现了生命伦理学作为实践伦理学,其切近现实问题的进路与分析传统形而上学问题进路的差异和关联。这要求当代生命伦理学研究者既需要聚焦于实践问题也需要注重概念分析,却不能混淆概念和相关理论的演绎与实践问题的解决,在前者上的努力不必然导向后者。

参考文献

[1] 安格斯·迪顿. 逃离不平等[M]. 崔传刚,译. 北京:中信出版社,2014.

[2] 德波拉·斯通. 政策悖论:政治决策中的艺术[M]. 顾建光,译. 北京:中国人民大学出版社,2006.

[3] 甘绍平. 代际义务的论证问题[J]. 中国社会科学,2019(1):22 - 41,204 - 205.

[4] 罗尔斯. 罗尔斯论文全集[M]. 陈肖生,译. 长春:吉林出版集团有限责任公司,2013.

[5] 尹洁. 从未来世代相关论证审视可遗传基因编辑[C]//雷瑞鹏,翟晓梅,朱伟,等. 人类基因组编辑:科学、伦理学与治理. 北京:中国协和医科大学出版社,2019.

[6] Beauchamp T. Does ethical theory have a future in bioethics? [J]. J Law, Med Eth, 2004:32(2):209 - 217.

[7] Buchanan A. Justice and health care [M]. New York:Oxford University Press, 2009.

[8] Daniels N. Just health care [M]. New York:Cambridge University Press, 1985.

[9] Daniels N. Just health:meeting health needs fairly [M]. New York:Cambridge University Press,2007.

[10] Evans NE. Gene editing:how much justice delayed or denied? [EB/OL]. (2015 - 12 - 02)[2020 - 06 - 03]. https://impactethics. ca/2015/12/02/gene-editing-how-much-justice-delayed-or-denied/.

[11] Gyngell C,Bowman-Smart H,Savulescu J. Moral reasons to edit the human genome:picking up from the Nuffield report [J/OL]. J Med Eth, 2018,45(8)[2020 - 06 - 03]. http://dx. doi. org/10. 1136/medethics-2018-105084.

[12] Habermas J. The future of human nature [M]. London:Polity Press,2003.

[13] Harris J. Why human hene editing must not be stopped [EB/OL]. (2015 - 12 - 02)[2020 - 06 - 03]. https://www. theguardian. com/science/2015/dec/02/why-human-gene-editing-must-not-be-stopped.

[14] Pinker S. The moral imperative for bioethics [EB/OL]. (2015 - 07 - 31)[2020 - 06 - 03]. https://www. bostonglobe. com/opinion/2015/07/31/the-moral-imperative-for-bioethics/JmEkoyzlTAu9oQV76JrK9N/story. html.

[15] Rawls J. Justice as fairness:a restatement [M]. Cambridge, MA:Harvard

University Press，2001.

[16] Rebers S，Aaronson NK，Van Leeuwen FE，et al. Exceptions to the rule of informed consent for research with an intervention [J/OL]. BMC Med Ethics，2016，17：9[2020 - 06 - 03]. https：//bmcmedethics. biomedcentral. com/articles/10. 1186/s12910 - 016 - 0092 - 6.

[17] Scanlon T. What we owe to each other [M]. Cambridge，MA：Harvard University Press，1998.

[18] Vanpee D，Gillet JB，Dupuis M. Clinical trials in an emergency setting：implications from the fifth version of the Declaration of Helsinki [J]. J Emerg Med，2004，26(1)：127 - 131.

图书在版编目（CIP）数据

医学哲学/尹洁著. —上海：复旦大学出版社，2020.12（2023.8重印）
复旦大学上海医学院人文医学核心课程系列教材/桂永浩总主编
ISBN 978-7-309-15368-2

Ⅰ.①医… Ⅱ.①尹… Ⅲ.①医学哲学-医学院校-教材 Ⅳ.①R-02

中国版本图书馆 CIP 数据核字（2020）第 200551 号

医学哲学

尹　洁　著
出　品　人/严　峰
责任编辑/王　瀛
复旦大学出版社有限公司出版发行
上海市国权路 579 号　邮编：200433
网址：fupnet@ fudanpress. com　http://www.fudanpress.com
门市零售：86-21-65102580　　团体订购：86-21-65104505
出版部电话：86-21-65642845
上海丽佳制版印刷有限公司

开本 787×1092　1/16　印张 10.75　字数 223 千
2023 年 8 月第 1 版第 2 次印刷

ISBN 978-7-309-15368-2/R·1842
定价：45.00 元